真健康
HEALTH

時療

余雅雯 中醫師——著

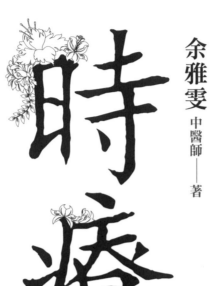

目錄

[前言] 以七為倍數的女性生理階段 005
女性與荷爾蒙的愛恨情仇 012
組成身體三要素：氣、血、津液 022
影響婦科的關鍵：肝、脾、腎 028
情緒養生，為健康加分 035
以漢方療法，舒緩身心 040

三十五至四十二歲，初老的開始 053
● 慢性疲勞 ● 睡眠障礙 ● 月經紊亂

四十二至四十九歲，健康拉警報 087
● 自律神經失調 ● 泌尿問題 ● 熟齡性福

四十九歲之後，為老年預做準備 117
● 正式停經 ● 心血管疾病
● 骨質疏鬆 ● 更年期的皮膚困擾

「時辰醫學」幫助熟女抗衰老 147

余醫師私房養生食譜 161

前言——

以七為倍數的女性生理階段

女人從青春年華走入熟女階段，漸漸地也要開始為老年生活做好準備，《黃帝內經》說：「歧伯曰：女子七歲，腎氣盛，齒更髮長；二七而天癸至，任脈通，太衝脈盛，月事以時下，故有子；三七，腎氣平均，故真牙生而長極；四七，筋骨堅，髮長極，身體盛壯；五七，陽明脈衰，面始焦，髮始墮；六七，三陽脈衰於上，面皆焦，髮始白；七七，任脈虛，太衝脈衰少，天癸竭，地道不通，故形壞而無子也。」

女性生理是以「七」為倍數，每過七年就進入另一個生理階段，根據黃帝內經闡述，女性從三十五歲就開始衰老，到了四十九歲腎精衰竭，生育能力衰退，正式進入更年期。男性的生理週期則是以「八」為倍數，他們五十六歲才步入更年期。

上天似乎對女人比較嚴苛，有時我看到年齡相近的夫妻，太太的外表看起來感覺比先生老了一些，所以女人若沒有做好身體保養，就很可能在第七個「七」，也就是四十九歲時，看起來和五十六歲的男人一樣蒼老。

臉要窮養，身體要嬌養

為了不讓自己看起來大齡，多數女性都是從臉部保養下手，但以中醫觀點來看，臉部其實不需要擦太多昂貴的保養品，反而應該從滋養身體的五臟六腑著手，才能擁有從內而外的健康和美麗。一般女性剛過三十歲生日，可能還不會發現自己的身體即將走下坡，因為三十五歲之前，女人無論是容貌還是健康狀況，都處於顛峰，而三十五歲是一個重要的分水嶺，過了這個年紀之後，身體機能會開始下降，內分泌也會失調，例如人體經絡中的「足陽明胃經」，負責吸收營養、製造氣血還有主掌排除毒素廢物的「手陽明大腸經」，排便順暢與否都靠它，而女性到了三十五歲之後，這些功能都會下降，以至於各種問題接踵而至，像是臉色比較蠟黃、面頰更顯凹陷；由於營養吸收能力變差，精神沒有以前那麼好，常感到力不從心，便秘、掉髮、身體浮腫伴隨而來；此外，代謝問題也是一大煩惱，使女性身體容易變胖、水腫，沒有以前那麼容易瘦下來。但即使如此，我還是可以告訴大家，女性從三十多歲開始保養還不晚，只要在這個階段加緊腳步就可以，同時，也能為接下來的更年期做好準備。

《素問．陰陽應象大論》提到：「年四十，而陰氣自半也，起居衰矣。」什麼是陰氣自半？顧名思義，就是在這個階段，女性的陰血、津液都會變少，所以月經的量也慢慢減少。清代名醫葉天士的《臨證指南醫案》說：「女子以肝為先天之本，肝藏血，主掌筋（就是軟組織以及指甲，是神經血液系統的調節樞紐）」，一旦陰血不足，就會筋骨僵硬，而血虛也會造成皮膚乾燥、體態衰老。

除了外貌和身體之外，情緒也會受影響。肝經淤堵，會造成身體脹痛、月經不調、頭暈、睡眠障礙等情況出現。因此年過四十之後如果還不懂得保養，身體機能會衰退得更快。

三十五至四十二歲是女性黑暗期

女性以七為倍數的生理階段，就屬三十五至四十二歲最為辛苦，甚至曾有位女性作家說過此階段是女性的「黑暗期」。女性在這個階段，會強烈感受到身心所帶來的巨大變化。

現代人普遍晚婚，女性到了這個階段，往往正在經歷妊娠、分娩和哺乳，有些人在工作上可能已是主管階級，壓力和責任重大。雖然孩子還年幼，父母卻面臨生病老化的狀態，導致蠟燭兩頭燒；加上伴隨而來的荷爾蒙失常問題，也是使健康由盛而衰的關鍵。

在女性身邊的這些人事變化，會讓身體器官細胞過度疲勞，如果沒有好好保養，那麼「假性衰老」的症狀會慢慢出現，像是內分泌失調導致的色斑、皺紋、皮膚鬆弛、胸部下垂，以及脂肪代謝異常、分布不均勻造成身材變形……等，這也是為什麼一些高齡生育的媽媽，產後很難恢復身材，而且似乎一夜之間變得衰老。不過別太擔心，這些症狀一般來說是可逆的。

醫美科技的發達，讓愛美的女性對微整形趨之若鶩，使她們在外貌上看不出來變化，但真正的衰老卻是從內臟悄悄發生，因此有些人在卸妝時發現鏡子裡的自己面黃凹陷，身體的曲線也漸漸下垂。

嚴格說起來，她們沒有罹患什麼疾病，健檢結果都正常，但就是精神差、睡眠品質也不好。有些人這裡痛、那裡不對勁，到醫院一科、一科地看，也找不到明確的病因，那是因為真的沒有什麼特殊疾病，只是身體功能弱化而已。

晚婚、高齡生子或不孕的壓力讓熟女的身心不堪負荷，為了改善不舒適的症狀，她們便尋求坊間流行的瑜伽、冥想，以求身心靈紓壓和放鬆。

無論時代、社會環境如何變遷，不變的是，女人都想保持年輕、健康的體態。儘管現代熟女的身心靈面對了更嚴苛的環境考驗，若是能好好保養自己的身體，仍然有回春的可能。此外，保持正面的思考、充滿活力的人生態度，也是延緩衰老來臨的因應之道。

婦科症狀評估表

症狀	沒有 0分	輕度 1分	中度 2分	重度 3分
1. 熱潮紅（忽冷忽熱、臉紅、冒汗）				
2. 盜汗、夜間流汗				
3. 失眠				
4. 突然一陣恐慌、不安				
5. 無法靜下心來				
6. 注意力難以集中				
7. 心跳加速或變得明顯（怦怦跳）、心悸				
8. 胸悶、呼吸困難				
9. 覺得緊繃或緊張（神經質）				
10. 易怒				
11. 覺得疲倦或缺乏元氣				

症狀	沒有 0分	輕度 1分	中度 2分	重度 3分
12. 對大多數事物喪失興趣				
13. 不快樂或憂鬱				
14. 容易落淚				
15. 覺得頭暈或有快要昏倒的感覺				
16. 頭痛				
17. 頭部或身體覺得緊繃、有壓力				
18. 身體有些地方感覺麻麻的或有刺痛感				
19. 肌肉關節痠痛				
20. 手或腳的感覺變得遲鈍或較不敏感				
21. 對性失去興趣				

妳的身體開始衰老了嗎？

1.十分以下：身體狀況良好

恭喜妳！妳的身體狀況還不錯，建議妳繼續做好身體保養，維持良好的生活習慣，持續保持。

2.十分至三十分：身體部分功能開始衰退

目前的妳處於身體的亞健康期，建議妳更積極地做好身體保養，如針灸、精油經絡按摩、健康操、重視健康飲食以及進行中藥調養，慢慢恢復健康。

3.三十分以上：嚴重衰老

妳的身體正處於衰退的狀況，需要藥物治療。如果妳正使用西藥的荷爾蒙治療法，建議也可以配合中醫療法，以中西並治的方式，能更快獲得改善。

女性與荷爾蒙的愛恨情仇

荷爾蒙與女人的一生息息相關，在日常生活中，壓力、飲食、體重、睡眠及環境荷爾蒙都會對荷爾蒙造成影響。以中醫而言，影響荷爾蒙的因素不少，和五臟、氣血、經絡等這些複雜又精密的平衡調節有關。

女人的健康美麗，和內分泌系統有著密不可分的關係。荷爾蒙在女人的每個人生階段都扮演著極為重要的角色。

荷爾蒙是身體的總指揮，掌管身體大小事，除了讓腸胃、脂肪、神經系統、生殖系統相互合作外，還能讓身體維持平衡。我們的身體裡有超過數十種荷爾蒙，其中幾個關鍵荷爾蒙左右了女性的生理特質，像是雌激素、黃體素、ＤＨＥＡ可體松、甲狀腺素等。

荷爾蒙的運作功能及負回饋系統

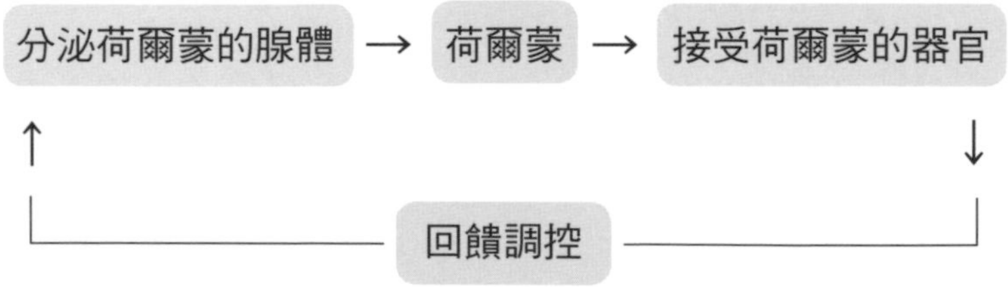

具有荷爾蒙受體的器官或組織

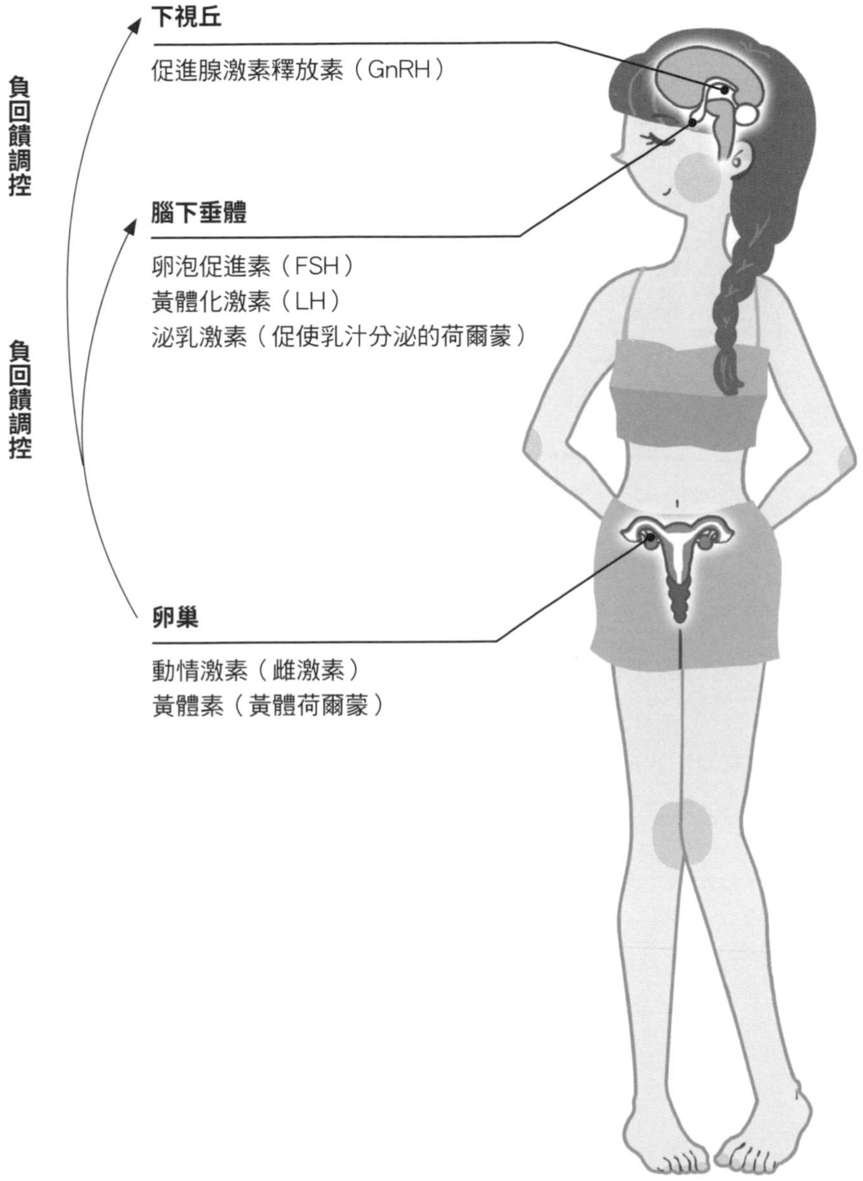

卵的生理小檔案

● 每個女寶寶一出生，卵巢就有十五至五十萬個卵子，初經後剩下四百至五百個卵泡。女性每個月排卵，只有一個卵泡發育成熟，將卵子排出。發育到一定年齡之後開始萎縮。

● 不良的生活習慣會讓卵子快速減少，加上現代人多晚婚不生育，長時間處於每個月必須排卵而無懷孕的休息期，也會造成卵子提前消耗。身體保養有道的女性較不容易有這個狀況，更年期症狀也比較少。

● 卵巢分泌的激素會影響骨骼、生殖週期、泌尿道上皮細胞、神經，以及血管周圍的平滑肌。

荷爾蒙變化造成的熟女疾病

骨質疏鬆

為中老年女性帶來相當程度煩惱的骨質疏鬆，它發生的原因是因為能夠防止骨質疏鬆的雌激素隨著年紀增長而減少，使得身體慢慢失去保護骨質的能力，進而形

荷爾蒙變化造成的熟女疾病

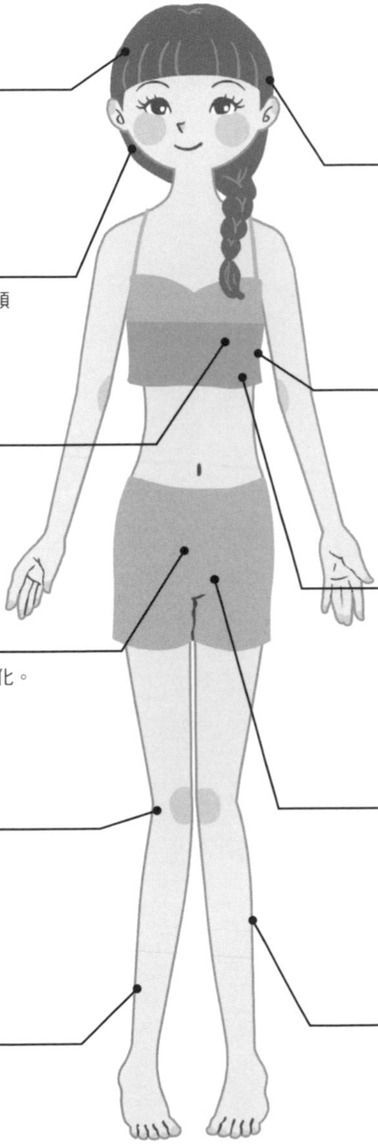

虛寒、頭暈

儘管手腳冰冷，上半身卻會忽然燥熱，臉潮紅，大量出汗。

頭痛

肩膀僵硬導致頭痛、偏頭痛，頭暈目眩引起耳鳴。

心悸、呼吸急促

輕度活動就喘不過氣來，突然心跳加速，甚至懷疑自己是否得了心臟病。

月經不順

月經不順，經血量也出現明顯變化。

骨質疏鬆

肌肉與關節疲勞、衰退，膝蓋、手肘、腰部、肩膀都痠痛。

體重變化

時胖時瘦，體重無法回復至從前，體型上也出現變化。

倦怠、注意力不集中、記憶力衰退、情緒不穩

總是渾身無力，無法集中精神，容易忘東忘西。經常不安，情緒低落、焦躁。

乳房下垂

乳房下垂，體態線條不佳。

心臟血管疾病

心血管彈性不足，膽固醇數字逐年上升，尤其是低密度膽固醇。

排泄、泌尿問題

腸胃狀況不好，便秘與腹瀉交替出現，頻尿、尿道炎、尿失禁。

肌膚鬆弛、黏膜乾燥

肌膚乾燥、黏膜容易發癢、長濕疹，肌膚鬆弛、暗沉、有斑點。

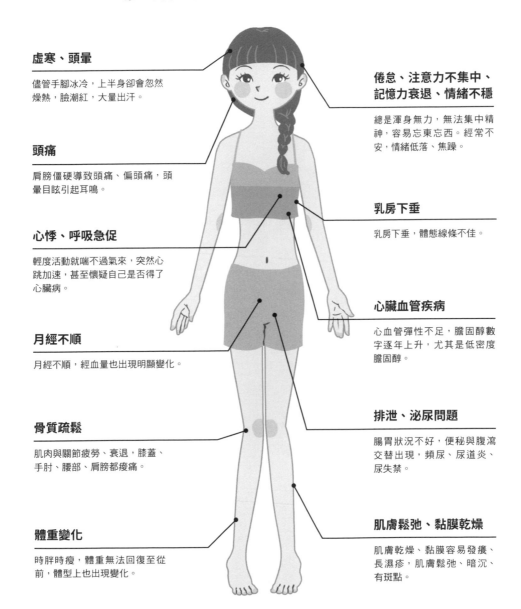

成骨質疏鬆症。

許多人以為補充鈣質、維生素Ｄ、多曬太陽，或多做負重運動就能夠預防骨質疏鬆，其實不然，若缺乏女性荷爾蒙的幫助，人體便沒有辦法充分地利用鈣質。

這呼應了中醫「腎主骨」的概念，尤其過了更年期，腎之精華大量流失，而腎精又掌管女性荷爾蒙的製造，因此女性在年過四十歲後，在日常的藥療、食療中，必須更加重視滋養腎精及腎氣。

乳房鬆弛和皮膚老化

女性的皮下脂肪很顯然比男性豐厚，原因在於雌激素的分泌，雌激素對物質代謝最明顯的作用是改變體內脂肪的分布，促進皮下脂肪沉積，所以女性豐厚的皮下脂肪能夠增加皮膚厚度、減少皺紋，並且讓體態呈現女性特有的曲線美。相對地，如果缺乏荷爾蒙，乳房和全身皮膚就會鬆弛下垂，但只要好好調養肝、脾、腎，讓荷爾蒙減少的速度趨緩，就可以延緩皮膚老化。

心臟血管疾病和膽固醇濃度過高

不少四十五歲以上女性看到健檢報告逐年升高的膽固醇數字，往往會感到疑惑，自己平日飲食清淡，也重視運動，保持正常體重，為何還是如此？尤其令人憂心的低密度膽固醇比例偏高。女性荷爾蒙在更年期前肩負保護心血管的重要任務，隨著年齡增長，對心血管的影響與男性大不同。在青春期之前，兩性血液中的膽固醇相去不遠，但女性從青春期開始由於荷爾蒙的影響，會讓高密度膽固醇ＨＤＬ（high-density lipoprotein），也就是俗稱「好膽固醇」增加，而低密度膽固醇ＬＤＬ（low-density lipoprotein），也就是「壞膽固醇」降低。可是到了停經之後，由於動情激素突然大幅減少，喪失對於心血管的保護力，變成ＨＤＬ減少，而ＬＤＬ增加，ＬＤＬ平均值甚至比男性還要高，因此得到心血管疾病的機會就更高。

有研究指出四十五歲以上的女性約有百分之三十點四有膽固醇過高問題，然而現代人飲食西化的緣故，數字恐怕會更高。女性在接近四十九歲停經期後，隨著動情激素突然大幅減少，情況會更糟糕，導致ＨＤＬ減少，ＬＤＬ增加，體內脂蛋白代謝率也大受影響。

這些變化會造成血脂過高使得血管阻塞，且心血管的彈性也不足，因此得到動脈硬化、狹心病、心肌梗塞等疾病的機會就更高。隨著雌激素下降帶來的問題，讓女性更需挑戰這些易於造成猝死的疾病，特別提醒女性應當比男性更關注心血管相關疾病。

泌尿道感染

許多令女性難以啟齒的泌尿道、生殖道感染問題，在中老年女性中發生比例是偏高的。

雌激素的減少，還會影響陰道健康，除了陰道壁漸漸萎縮、上皮變薄導致彈性減少，同時分泌物也會減少，相對地對外界的抵抗力就會減弱，使得年長女性罹患尿道炎、尿路感染和尿失禁的機率都會增高，進而影響生活品質。尤其老一輩生養眾多，年老易形成「氣虛」的體質，造成骨盆底肌、陰道尿道附近的韌帶及肌肉亦漸漸下垂無力，嚴重者甚至會子宮脫垂至陰道口，造成感染反覆發生。

情緒失調和記憶力退化

黃體素對女性來說很重要，它可以增加我們腦內的幸福感，而它的分泌量會隨著月經週期而增加或減少。在行經期及來經前幾天，黃體素分泌量是整個月經週期中最少的時期，因此許多女性在這段時間有明顯的經前症候群，像是情緒容易陰晴不定、胸部腹部脹痛、身體水分代謝較差致使水腫、過敏等，心情更加煩憂。

從三十五歲開始，隨著年齡增長，卵巢功能逐漸衰退，體內的黃體素分泌量也會逐漸減少，令人容易情緒低落，特別是到了更年期，黃體素的分泌幾乎停止，從而引發更年期憂鬱，可透過補充荷爾蒙來穩定情緒和改善記憶力。

從三十五歲開始，掌管氣血的陽明脈衰落，是卵巢功能衰退的分水嶺，黃體素分泌量開始逐漸減少，更容易情緒低落；特別是到了更年期，黃體素的分泌幾乎停止，容易引發更年期憂鬱，加上長期為家庭付出的女性，這段時間也開始面臨空巢期危機，對事情出現異於過往的反應，並且容易忘東忘西，有老化失智的前兆。經醫師診斷後，必要時也可補充荷爾蒙來穩定情緒和改善記憶力。

影響荷爾蒙的因素

以中醫的概念，「病名」不是主要關切的重點，它的治療概念並不是西醫的「頭痛醫頭、腳痛醫腳」。身體若有不舒服，與五臟，特別是肝、脾、腎和氣、血、津液的調和結果有關。

臟腑功能
失調
●肝一肝鬱、肝血不足
●脾一脾虛
●腎一腎氣虛、腎陰虛、
腎陽虛
氣血津液
失調
●氣虛 ●氣鬱 ●氣滯
●血虛 ●血瘀
●津液不足 ●水濕氾濫
經絡損傷
●沖任 ●督
●帶 ●十二條正經
●奇經八脈
影響內分泌系統
心血管
骨質
泌尿
月經
情緒

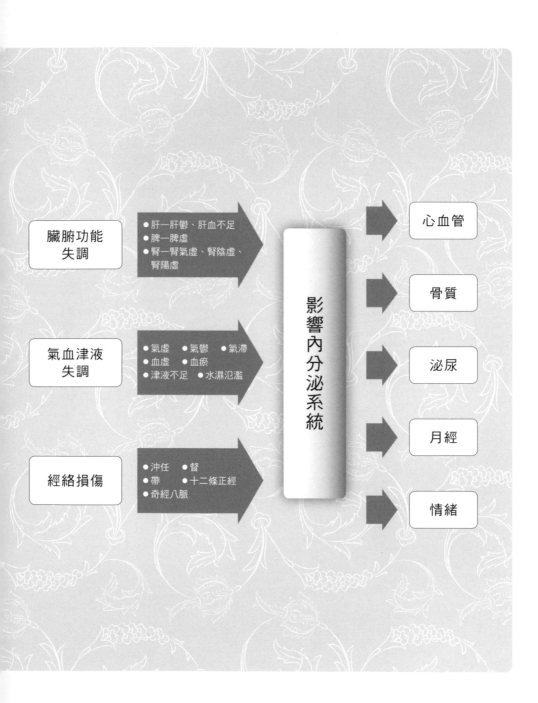

中醫病因病機總結

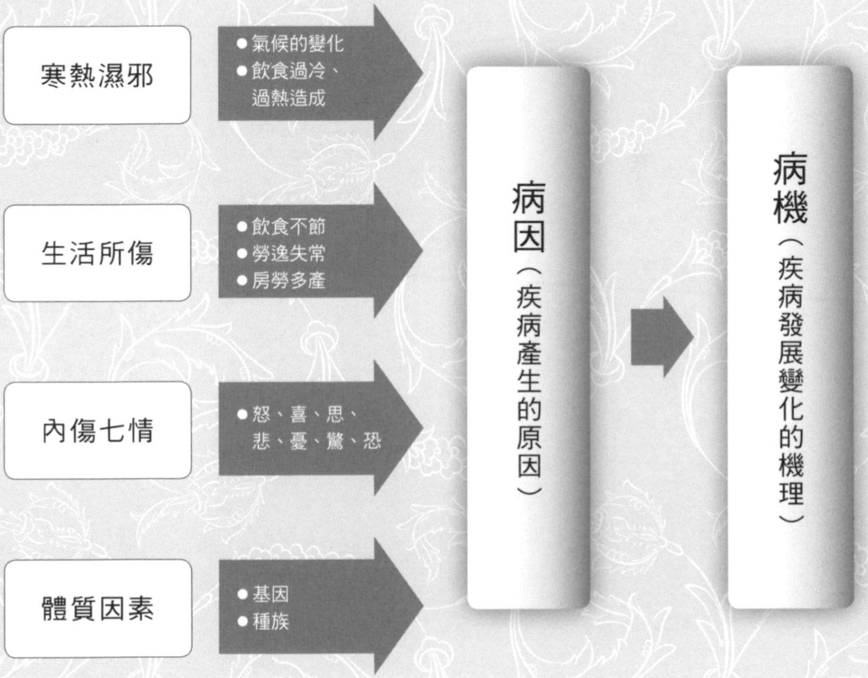
寒熱濕邪
●氣候的變化
●飲食過冷、過熱造成
生活所傷
●飲食不節
●勞逸失常
●房勞多產
內傷七情
●怒、喜、思、悲、憂、驚、恐
體質因素
●基因
●種族
病因（疾病產生的原因）
病機（疾病發展變化的機理）

組成身體三要素：氣、血、津液

以中醫來說，組成身體的三大要素就是氣、血及津液（水分），這些物質會與身體各部位交互作用，當這三大要素不足或淤堵時，身體就會出現各種症狀。

氣：調節生理運作

氣，是身體器官的原動力，可以推動身體的各種功能運作，像是血液循環與津液的分布，同時也可以收斂血液及津液，將身體器官組織固定在正確的位置，並且調節體液的分泌。同時，氣還有一個很重要的作用，就是預防外邪入侵，具有防禦功能，保護身體。

氣虛

氣虛的話會造成臟腑功能衰退，元氣能量不足，導致身體的功能減弱，也會造成血液的生成不夠，而出現發生精神不振、疲倦、呵欠頻頻、頭暈、嗜睡的症狀。

氣滯

氣滯是氣機阻滯，氣的循環不佳，形成原因大多是女性情緒複雜、生活節奏紊亂或壓力、情志不暢、飲食不當，造成氣機阻滯；一旦淤堵，就會造成情緒更加低落或月經前後容易胸脹痛、經痛，平時容易消化不良、腹脹、排便不順等困擾。

氣虛

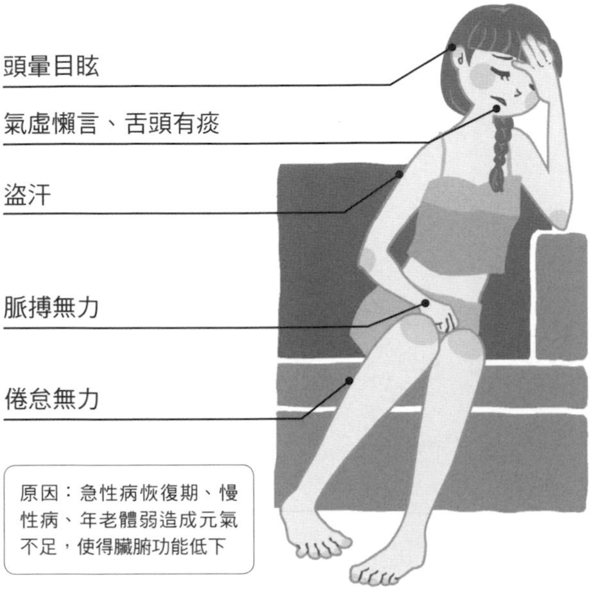

氣滯

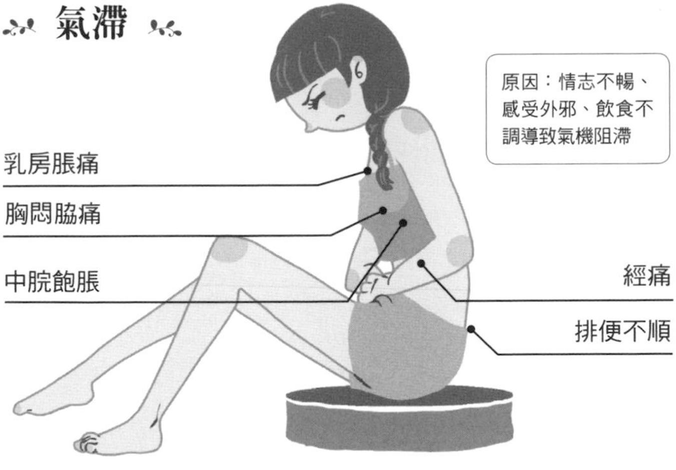

血：提供身體營養

中醫中的血，包含血液的組成及血壓等，並不是以細胞為單位，它是滋潤及提供營養給各器官的重要物質。

血虛

血虛會造成營養不均衡、脾胃虛弱，導致營養吸收不佳。另外，如果失血過多，睡眠就會不足，肝藏血的功能也不好，因而出現面色蒼白、萎黃、疲倦、皮膚乾燥、指甲泛白以及頭暈、嗜睡等現象。

氣滯、血瘀

氣血同時出現問題的病症，常見的有氣滯、血瘀，會讓人情緒失調、血液循環不好，造成黑眼圈、肩頸僵硬、經痛、乳房脹痛、脾氣暴躁種種現象。

血熱

血熱是指血分有熱，通常成因有外感熱邪和肝鬱化火，尤其女性患者若是心情不佳、肝氣鬱結久了，火氣大容易擾亂心神，造成情緒容易激動、心煩口乾。若血受熱迫身體就開始出現不正常出血，刷牙容易牙齦出血，月經量也會異常的多，甚至還有可能出現排便出血、尿血等發炎症狀。

血虛

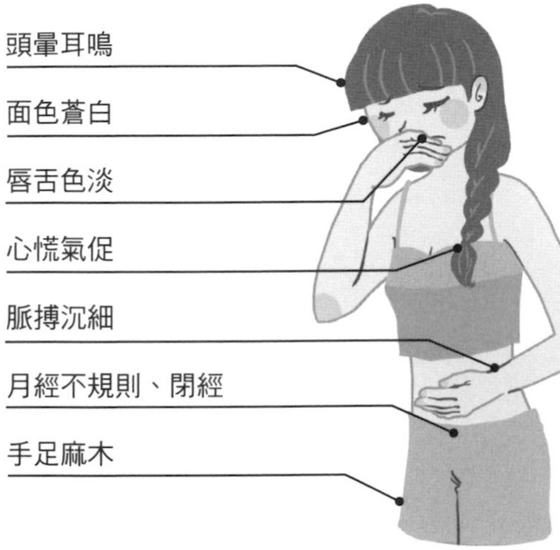

原因：

1. 外傷、咳血、嘔血導致失血過多
2. 瘧疾、嚴重感染、紅血球異常、自身免疫性溶血性貧血（如蠶豆黃）導致暗耗陰血（溶血）
3. 再生障礙性貧血、脾胃虛弱導致的營養不良性貧血

血熱

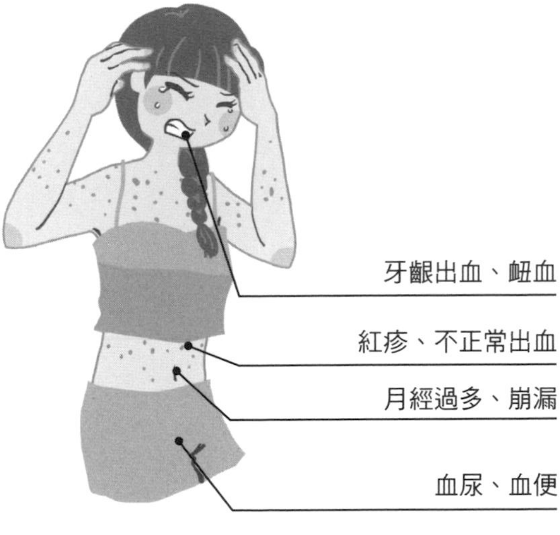

原因：

1. 外感熱邪
2. 肝鬱化火（肝昏迷、各種出血性疾病、肝功能受損、精神失常、幻覺、無原因哭鬧、喊叫、反常地冷漠、欣快、不合理的言語重複）

津液：滋潤身體

中醫說的津液就是除了血液之外，滋潤身體組織器官的各種水分、液體，如眼淚、唾液、汗液、消化液、大腸液、關節液、尿液等。身體的津液如果失調，大致上有供應不足與停滯兩種狀況。

津液不足

有些人在太熱的環境中會不斷出汗，或是一直上吐下瀉。若是出血多也會造成所謂的「陰虛」，使肌膚乾燥、彈性變差、口乾舌燥、有燥熱感、皮膚泛紅、尿少色深、關節疼痛。

水滯

身體的水分都是通過五臟六腑來調節，讓該吸收的吸收，不能吸收的廢水就會排除出來。一旦臟腑衰弱，就會影響水分代謝，產生像是水腫、眩暈、皮膚濕疹、莫名疲累感、肢體沉重、白帶、痰飲等現象。另外，這裡的痰飲指的不是感冒產生的痰，而是水滯造成的結果，其中比較稠濁的稱為「痰」，比較清稀的則是「飲」。

津液不足

原因：
大汗、吐瀉、失血、多尿、燥熱

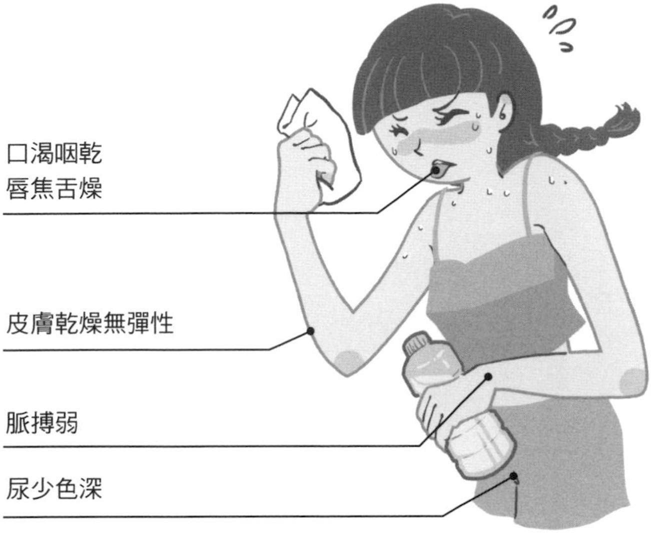

水滯

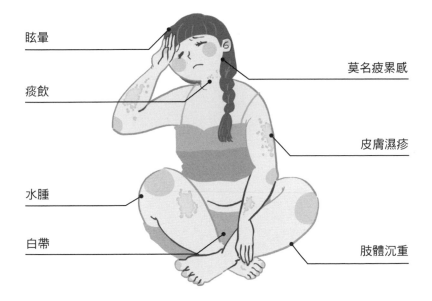

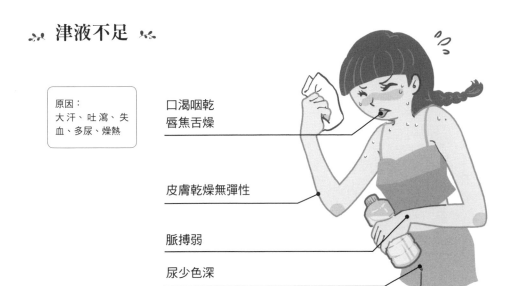

影響婦科的關鍵：肝、脾、腎

五臟與我們的生理健康息息相關，它們彼此相互配合或牽制，在婦科方面，最關鍵的三個臟腑就是肝、脾、腎！

肝：疏通身體的閘門

肝的功能主疏泄及疏通，可以疏暢情緒、協調人體分泌的膽汁。我們不妨用「疏通水道」來想像它的功能。

一旦肝失調，在病理上就會造成月經不調、情緒失調、乳房脹痛、黃膽或是水腫等症狀。

然而肝所作用的部位，比方「肝主筋」，筋就是軟組織、韌帶；還有「其華在爪」，也就是肝呈現的精華在我們的指甲，所以指甲漂不漂亮、健不健康都是從肝血而來。另外，「肝開竅於目」，所以眼睛乾澀、眼睛疲勞這些問題，都是因為肝血供應不足，這也告訴我們為什麼女人要睡「美容覺」，如果經常熬夜、沒有維持早睡的良好習慣，是不可能擁有一雙明亮眼睛的。

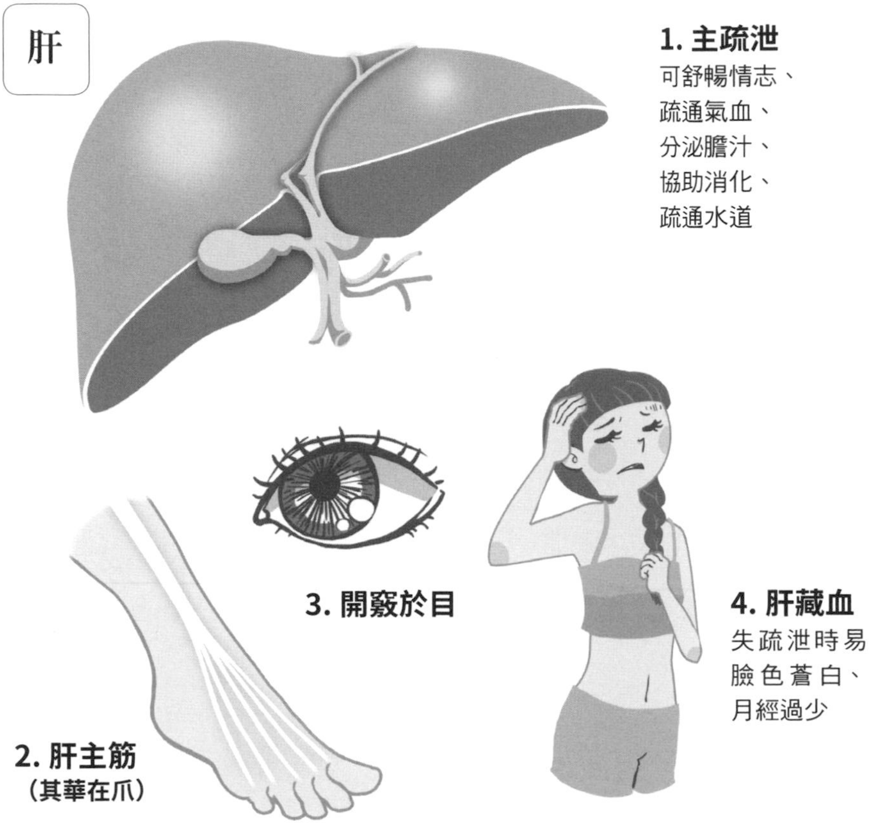
肝
1. 主疏泄
可舒暢情志、
疏通氣血、
分泌膽汁、
協助消化、
疏通水道
2. 肝主筋
（其華在爪）
3. 開竅於目
4. 肝藏血
失疏泄時易
臉色蒼白、
月經過少

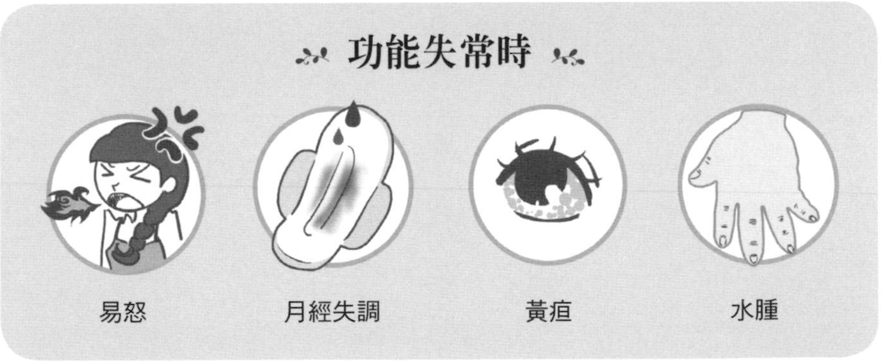
功能失常時
易怒
月經失調
黃疸
水腫

「肝藏血」則是另一個肝的功能，若是女性月經過少、臉色蒼白，都跟藏血的血庫出問題有關。

對肝的功能有一定認識之後，我們可以了解到，中醫指的「肝」，不只有肝臟，還包含中樞神經系統、自律神經系統、生殖內分泌系統，並且受情緒壓力影響最大。肝經的功能和女性的月經、懷孕、生產、哺乳關係更是格外密切。

脾：消化系統的統帥

中醫說的脾也不是只有脾臟，它是整體的消化系統，包括胃、脾、胰、腸等，都是屬於脾的系統，具有管理食物消化及吸收的能力。

當我們吃進食物，轉化成氣、血、津液，滋養肌膚與產生荷爾蒙的原料，靠的就是脾的運化。我們常常聽到小朋友說吃不下飯、食欲不好，是反應出脾的整體功能有問題。

「脾統血」，就是血的統帥，能夠防止異常出血，像是女性在非經期的時候異常出血，或是流鼻血等，都是脾的功能出現問題。

「脾主肌」，也就是肌肉，一個人的體型及肌肉強度跟脾有關，像有些人不只是胖胖的，肉也軟軟的或是水腫，都可能是脾虛造成的。

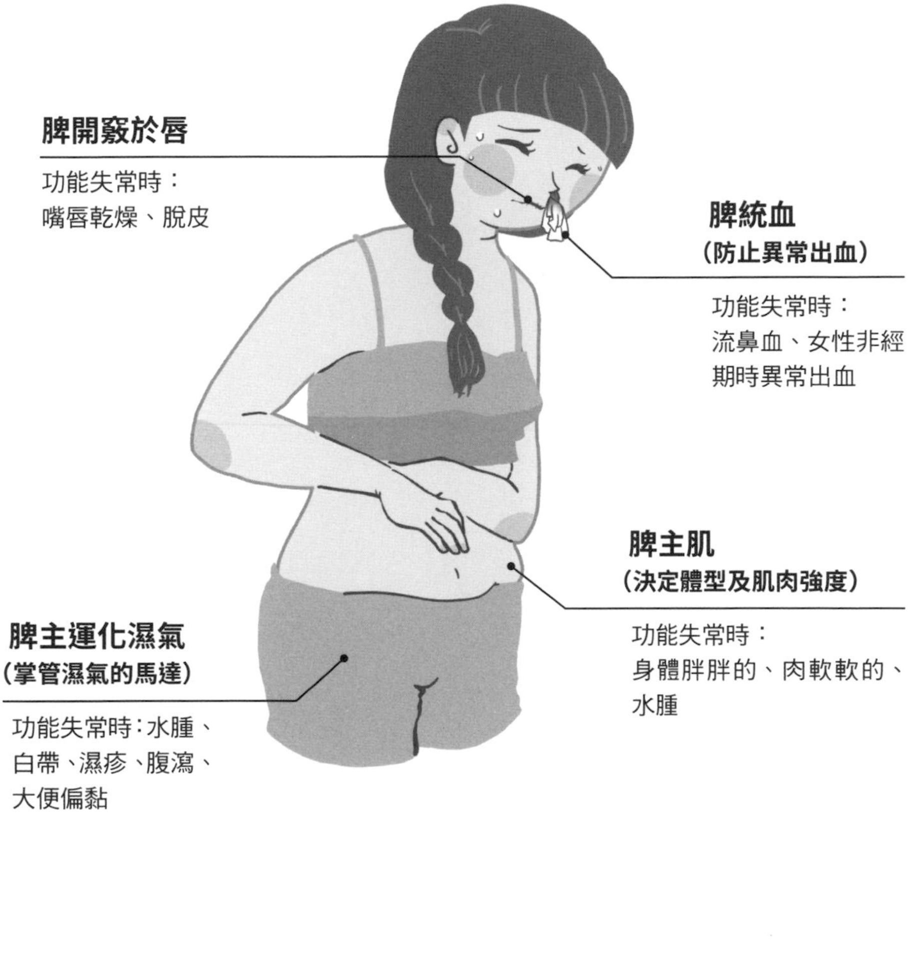
脾開竅於唇
功能失常時：
嘴唇乾燥、脫皮
脾統血
（防止異常出血）
功能失常時：
流鼻血、女性非經
期時異常出血
脾主肌
（決定體型及肌肉強度）
功能失常時：
身體胖胖的、肉軟軟的、
水腫
脾主運化濕氣
（掌管濕氣的馬達）
功能失常時：水腫、
白帶、濕疹、腹瀉、
大便偏黏

「脾主運化濕氣」，脾就像掌管我們身體濕氣運作的一個馬達，一旦失調的話，很容易產生水腫、白帶、濕疹、腹瀉、大便偏黏等現象。另外，如果脾失去良好運作，也容易出現食欲不振、腹瀉、精神委靡、濕疹、白帶、水腫等症狀。

「脾開竅於唇」，有些女性的嘴唇常常乾燥，出現脫皮的現象，這也反應了脾不好。

腎：蘊藏生命精氣的核心

在中醫的概念中，腎不是一個器官而已，包括腎氣、腎血、腎液和生長發育、生殖、頭髮、骨骼、內分泌的分泌量都有相關。腎儲存了生命活動來源的精氣與調節，腎的先天之精來自父母，父母遺傳給我們的體質，決定了與生俱來的體質強盛與否，但後天才是重點，後天之精，則來自於良好的飲食與生活習慣。

「腎開竅於耳」，上了年紀容易耳鳴、聽力下降，都是腎氣出了問題。

「腎分陰陽」，其實任何臟器都分陰陽，但我們會特別強調腎，因為它和女性最在意的外表及更年期有很大的關係。「腎陽」就像一把火，腎陽不足就會衰老得特別快，導致老化、疲倦感、白髮、掉髮、骨質疏鬆，且容易畏寒、健忘。

腎陰，就是比較偏陰性、涼潤身體的物質。腎陰不足，最常見的就是在女性更

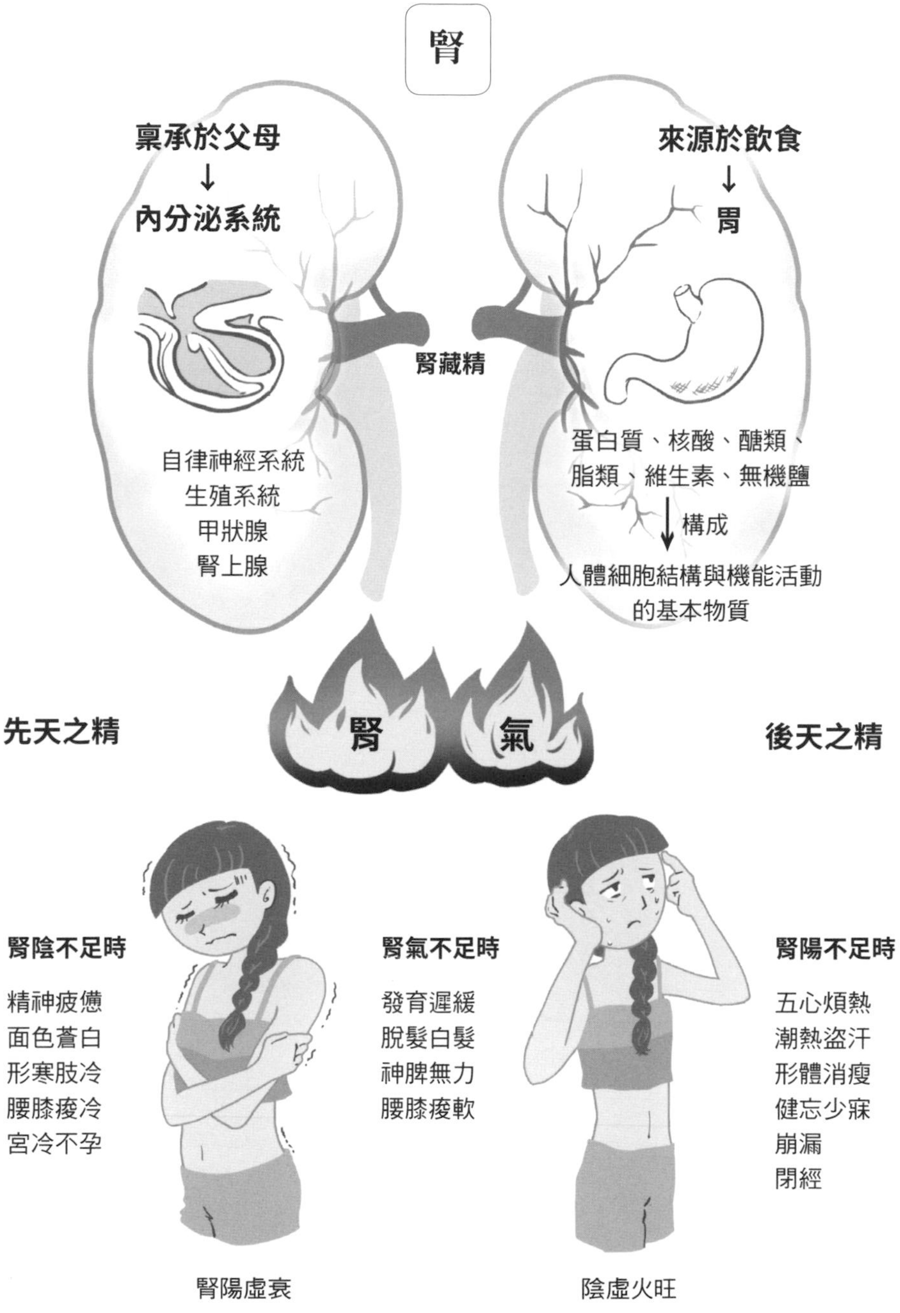
腎
稟承於父母
↓
內分泌系統
來源於飲食
↓
胃
腎藏精
自律神經系統
生殖系統
甲狀腺
腎上腺
蛋白質、核酸、醣類、
脂類、維生素、無機鹽
構成
人體細胞結構與機能活動
的基本物質
先天之精
腎
氣
後天之精
腎陰不足時
精神疲憊
面色蒼白
形寒肢冷
腰膝痠冷
宮冷不孕
腎氣不足時
發育遲緩
脫髮白髮
神脾無力
腰膝痠軟
腎陽不足時
五心煩熱
潮熱盜汗
形體消瘦
健忘少寐
崩漏
閉經
腎陽虛衰
陰虛火旺

年期，產生我們熟知的「熱潮紅」——臉部常有烘熱感，且容易盜汗、腰部膝蓋痠軟、月經越來越少，直到停經。因為陰液不足，女性的外型會變得消瘦，身體呈現乾乾瘦瘦的模樣。

情緒養生，為健康加分

古籍《素問》有這樣一說：「天有四時五行，以生長收藏，以生寒暑燥濕風。人有五臟化五氣，以生喜怒悲憂恐。」可以看出「七情」與五臟是互相影響的。而《黃帝內經》也說：「恬淡虛無，真氣從之，精神內守，病安從來」，講的就是情緒會影響大腦邊緣系統，透過交感及副交感神經，進而影響生理。

情緒與健康會有交互影響，當我們出現負面的情緒，就會傷害到五臟六腑；相對地，如果先天臟腑比較弱，就特別會有這一類的情緒，這也是為什麼有些人特別容易生氣、有些小孩比較容易恐懼，因為他們的臟腑先天上氣血就比較弱。

當臟腑功能不佳，就會造成西醫說的「大腦皮質功能混亂」，而這運作的混亂又會造成內分泌系統紊亂，產生高血壓、食欲不振、月經失調、睡眠障礙、消化不良或便秘等症狀。

當我們的工作壓力爆表時，會導致七情內傷，體內平衡急速改變。所謂「過怒傷肝，過喜傷心，過思傷脾，過悲傷肺，過恐傷腎」，這些喜怒哀樂的情緒都會影響體內氣血的運行，並導致臟腑功能失調（如內分泌、免疫力及氣血失調），急速衰老。

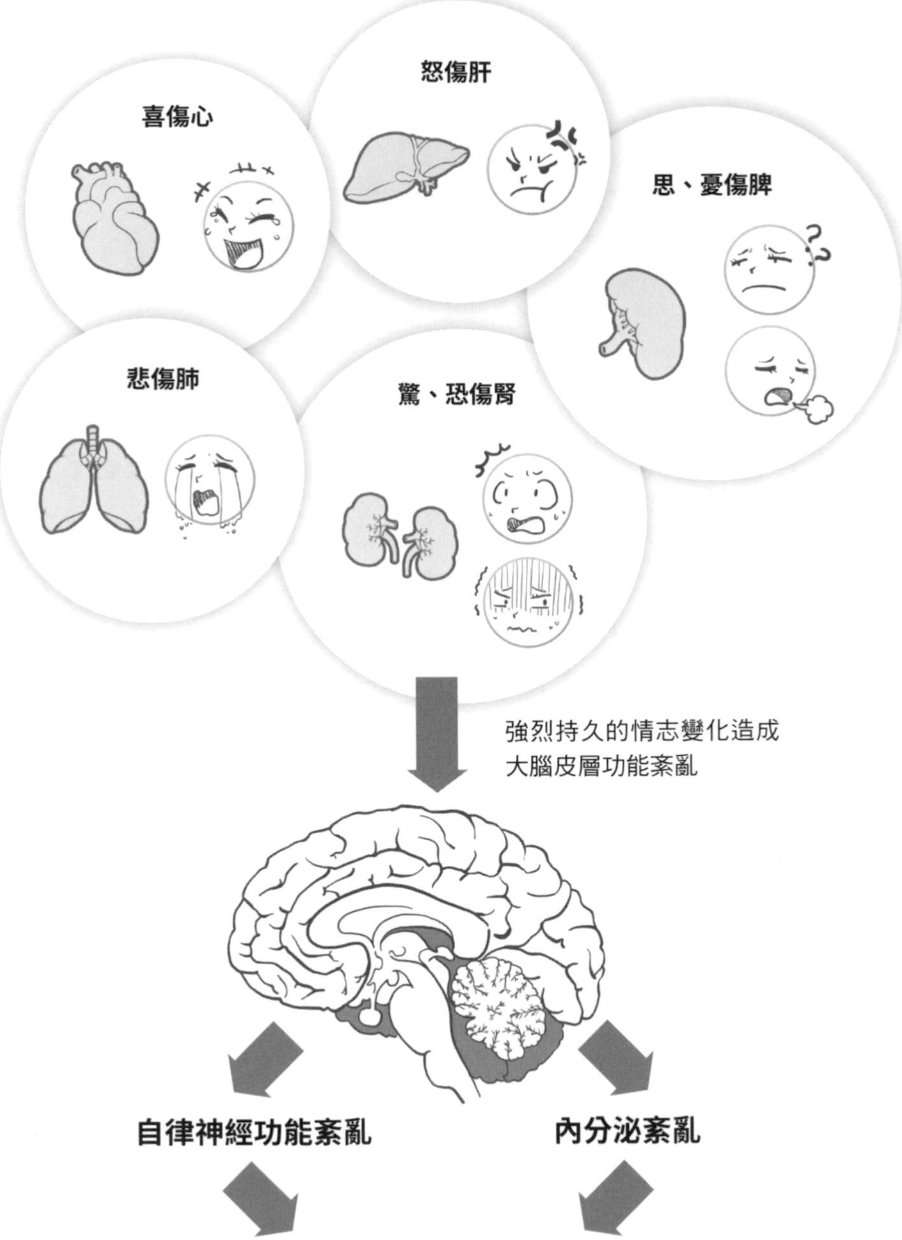
喜傷心
怒傷肝
思、憂傷脾
悲傷肺
驚、恐傷腎
強烈持久的情志變化造成
大腦皮層功能紊亂
自律神經功能紊亂
內分泌紊亂
心身疾病：高血壓、腦血管疾病、冠心病、消化病、惡性腫瘤、神經性厭食人體的十二經絡主掌著不同的情緒，我在門診中仔細觀察一個患者的個性特質、行為模式，往往還沒有進入檢查階段，就可以推測他們是哪一條經絡的功能弱化了。

我們常聽到有人批評某些女性比較感性、容易生氣、容易想太多、容易耽誤工作等等，就中醫觀點來看，是經絡中的能量堵塞了，因此在治療上有個很重要的任務，就是必須疏通這些堵塞的經絡。而在治療一段時間後，也可以發現患者的個性、想法、對許多事情的觀念都變得不一樣了。

坊間心靈課程常強調要覺察自己、正向思考，殊不知行為與身體經絡狀況息息相關，必須要和身體狀況配合才行。

人體的十二條經絡一旦阻塞，會產生什麼樣的情緒呢？

阻塞的經絡	情緒表現
膽經	膽主中正、決斷。膽經阻塞容易焦慮不安、優柔寡斷，無法當機立斷作決定。

肝經	肝主憤怒、主謀慮。肝經阻塞，容易憤怒攻擊、無法深慮思考。
肺經	肺主悲傷、主一身之氣。肺經阻塞容易悲傷、咳聲嘆氣、氣虛無力、多愁善感。
大腸經	大腸主懊悔、煩惱、排毒。大腸經阻塞容易糾結在過去的悔恨情緒中。
胃經	胃主接納。胃經阻塞容易急躁、亢奮、與人起衝突。
脾經	脾主無私包容、主意志力。脾經阻塞易抱怨、有委屈受害的情緒。
心經	心主歡喜。心經阻塞容易起怨恨、仇視，日久易有心腦血管疾病。
小腸經	小腸主憐憫。小腸經阻塞易哀傷、憐憫心過重，容易產生消化道潰瘍。
腎經	腎主勇氣、記憶力。腎經阻塞容易恐懼、受驚嚇；若經常生活在驚險中，容易損耗腎精，影響智慧。
心包經	心包經，是主歡樂愉快的情緒。若阻塞容易有壓抑的情緒。
三焦經	焦主輕鬆、舒緩情緒。若三焦經阻塞，容易在有壓力時神經緊繃。

《素問‧調經論》提到，「血有餘則怒，不足則恐」，從氣血的盛衰闡述了它與情緒的關係。所以氣血過多或不足都會造成情緒不佳，而情緒失控也會造成臟腑氣血的混亂，形成一連串的惡性循環。

古人留下的智慧告訴我們，「情緒養生」是維持健康非常重要的一門功課，歧伯在《黃帝內經》中就說過一段很有道理的話：「上古之人，其知道者，法於陰陽，和於術數，食飲有節，起居有常，不妄作勞，故能形與神俱，而盡終其天年，度百歲乃去。今時之人不然也，以酒為漿，以妄為常，醉以入房，以欲竭其精，以耗散其真，不知持滿，不時御神，務快其心，逆於生樂，起居無節，故半百而衰也。」現代人為了追求事業上的成就，人們普遍有旺盛的企圖心，且為了排解壓力又過度縱欲享樂，這些極端的生活形態勞逸失當，使人往往不到五十歲就提早衰老，健康走下坡。

以漢方療法，舒緩身心

首先我們必須了解，中醫著眼的是以「身體」為主要概念，全面改善身體的功能，並慢慢提升自癒力。另外，中醫還能夠「上工治未病」，也就是防患於未然，在身體沒有真正失調之前先矯正它，調整到不易發病的程度，甚至可以延緩老化的速度。

以中醫的角度看，人體是一個有機體，有自我協調的能力，五臟可以相生也可以相剋。相生就是互相支援，相剋就是互相牽制，讓某個功能不會過度旺盛，在其中進行的是整體治療，並不局限於疾病本身。

當然，當一個人需要看醫生的時候，通常已經出現病痛或不舒服的症狀了，所以中醫必須從局部的病理變化反推病人到底過著什麼樣的生活？五臟經絡的協調功能是如何阻塞？然後再去調節。

還有一個重要的觀念，那就是從中醫的眼光看待疾病，往往認為所有症狀病人要負一半的責任。比較正確的說法是，中醫的角色其實是病人和醫師共同對這個失去平衡的身體作用。在醫師的專業診斷下，從病人身心狀況、生活習慣去做整體分析，所以解決的方法不會只有服藥一途，還包括休養、改善飲食，以及符合節氣的生活方式，這些都需要靠每個人自身的努力，主動積極地啟動身體的自癒能力，以減少疾病的惡化，回歸到健康的生活。

關於中藥的誤解

我多年來行醫，常聽到一些大家對於中藥的看法，其實很多都是沒有深入了解的偏見，在談以中醫養生之前，先為大家破解這些迷思喔！

中藥療效慢，無法立即見效

中藥並不是療效很慢，而是必須根據疾病投藥。很多病人都是拖了多年的慢性疾病，或是器官功能失調才來看門診，不可能吃一、兩次藥就痊癒，或短時間就有大幅度的改變，可能會需要兩、三個月的調整期，讓身體慢慢恢復健康。如果是一般的肚子痛、腹瀉、感冒、經痛等症狀，幾乎都是吃一、兩次藥就能見效，所以並不是中醫療效慢，而是看疾病的種類。

中藥含有重金屬，吃多了會中毒？

中藥有沒有毒必須看它的來源，目前國內合格的醫療院所都是使用GMP藥材，可以放心。比較有疑慮的則是「飲片」，即中藥材行賣的原形藥材。目前有藥廠推出高等級的安全飲片，從藥材生產的履歷、經過什麼樣的檢測、還有什麼季節採收等，都有詳細的說明，類似有機食材，但它的成本很高，通常都是特別注重養生的族群才會使用。

中藥好苦難以入口

中藥劑型非常多，目前流通在市面上最常看到的就是丸、散、膏、湯這四大劑型。（如圖）

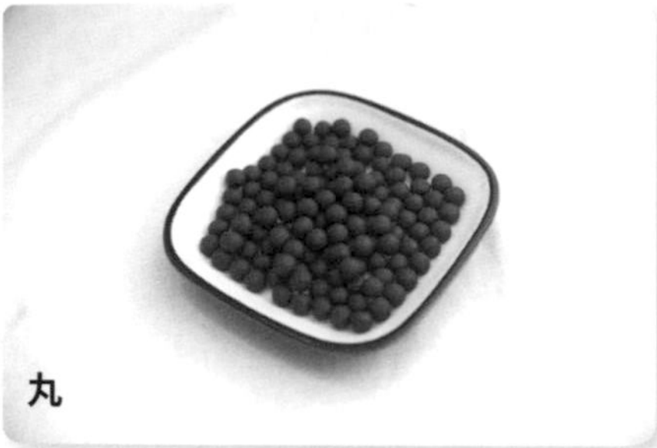

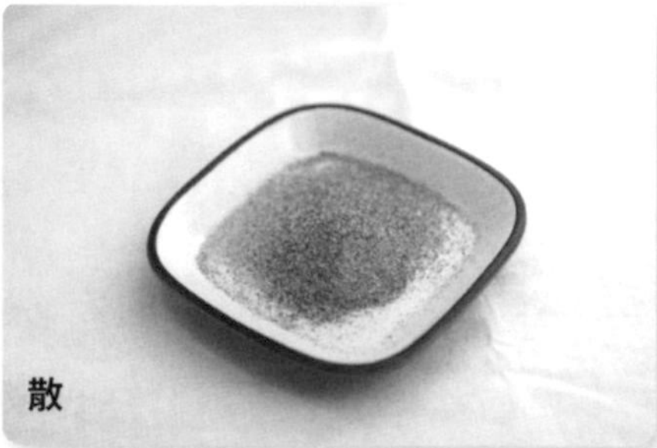

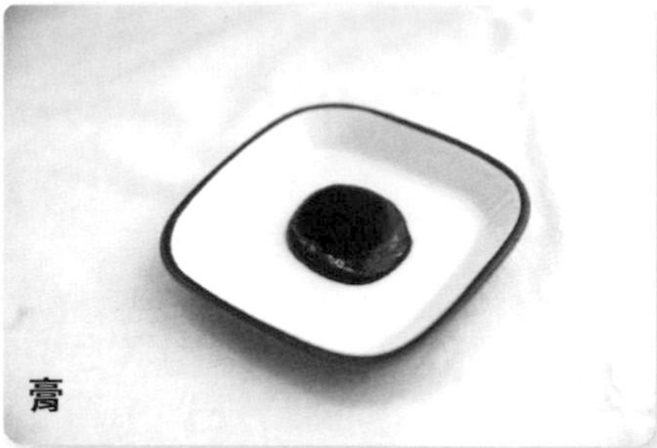

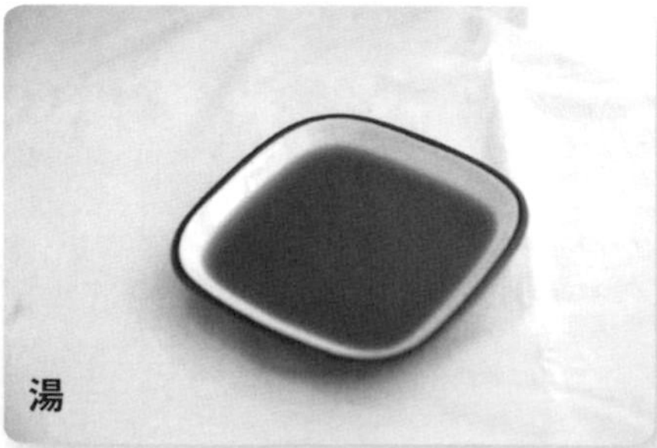

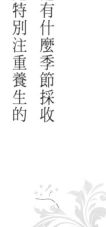

我自己很常用的是「膏滋方」，它就像是川貝枇杷膏，味道很不錯，一點都不苦。我會一天一湯匙，泡在水裡一起慢慢喝；如果沒有時間的話，就直接含在嘴裡化掉。像這樣的劑型，非常適合平常不敢吃中藥的孩子，或是討厭中藥味的病人，吃起來甜甜的，至少在一般人能接受的範圍。

我在門診中常碰到一些職業婦女必須常常出差，無法一、兩個禮拜就回診，如果使用這樣的劑型，只要開個一罐就可以吃三個月，放在冰箱冷藏保存即可，非常方便。

目前中藥還可以客製化，像膏滋方或藥丸，吃起來不會感覺到苦味，萬一真的不敢吃，也可以變通一下，做成藥膳囉！

中藥就是有病治病、沒病養生

這是個錯誤的觀念，因為中藥分上品、中品、下品，有些沒有毒性，有些一定要經過醫師的處方才能服用。

中藥來源以天然植物、動物、礦物為主，原始材料採收後，經過古法炮製處理，可分為兩大類，一類是滋補中藥，一類則是治療用藥。滋補中藥包含補氣、補血、滋陰、溫陽，就像是健康補給品，也可根據個別體質，加入食膳使用。至於治療用藥，則有清熱解毒、散寒止痛、行氣活血、除濕利尿等作用，務必要在醫師指導下使用，如果擅自抓藥服用，可能產生不良反應，甚至危害生命。

中藥分為上品、中品及下品，並不是每種中藥都可以補身，必須要由中醫師個別診斷諮詢。

◎上品中藥

在《神農本草經》中，屬於上品中藥的有一百二十種，沒有毒性，可做為保養之用，久服輕身益氣、抗老、延年益壽。

常見的上品中藥有大棗、人參、黑木耳、黃耆、靈芝、熟地、枸杞子、山藥、杜仲等。

◎中品中藥

共有一百二十種，有些無毒性，有些則有些許毒性，但是它的毒性是用來治療疾病，也有調理身體的功效。

常見的中品中藥有當歸、百合、乾薑、淫羊藿等。

◎下品中藥

共有一百二十五種，有毒性，但指的不是毒死人，而是利用它的毒性來治病，比如大黃用來治療腹瀉，桃仁用來活血，因為有毒性，有些孕婦一吃就流產，所以絕對不可以服用，也不可久服，更必須遵照醫師指示服用。

常見的下品中藥有大黃、半夏、附子、桃仁等。

如何選購中藥材？

如果要自行抓藥材，必須選擇有信譽的藥廠，或有衛生署頒發「販賣許可證」的合格中藥店。現在有藥廠推出更高等級的「安全中藥材」，清楚標示藥材的產地、所通過的安全檢查項目、品管等資訊。另外，挑選產地採收的「道地藥材」並且留意藥材是否有發霉、蟲蛀、變色等，避免買到劣質產品。

很多人也問過我：「那不同的劑型，功效也不同嗎？」以丸劑來說，藥材要做成丸劑，其實要看疾病本身。在疾病急性期，也就是身體非常不舒服的時候，一般我們會先提供湯劑，湯有「蕩」之意，它能產生的藥性是最快的，透過煎煮的方式，讓藥性發揮，緩解身體的不適。

但是到了疾病後期，需要的是保養，或者有些疾病並不適合快藥猛攻，就可以使用丸劑，讓消化道慢慢地將藥材吸收。丸有「緩」之意，也就是治病的速度開始趨緩。

至於藥散，也就是藥粉，有很多是科學中藥。而在科學中藥中，有一半是「賦型劑」而不完全是藥材，因為藥在煎完之後要製成藥粉，必須有賦型劑才行。大家不妨用牛奶製成奶粉的概念來想像一下。如果要吸收百分之百的藥材，通常是湯劑、丸劑或膏劑。

如何煎藥？

目前市面上有很多方便的器材可以使用，例如中藥電煮壺，可以不需要自己顧著鍋子。

如果要用瓦斯爐煎煮的話，最好用砂鍋這樣的鍋具，不要用金屬類鍋子，可避免在煎煮過程中，藥與金屬產生不利藥效的接觸。

一般水量必須蓋過藥材，煎到剩下三分之一，把藥汁濾出來，繼續煎第二次，再將這兩次一濃一淡的藥混合，早晚喝。但要注意的是，不是每種藥材的煎煮方式都一樣，最好遵照醫囑，該煎多久就煎多久；並且要注意，不是所有藥材全部丟下去煮就好，有些藥材只取它的味道，在快煎好的時候放入就好，例如薄荷。

煎藥步驟

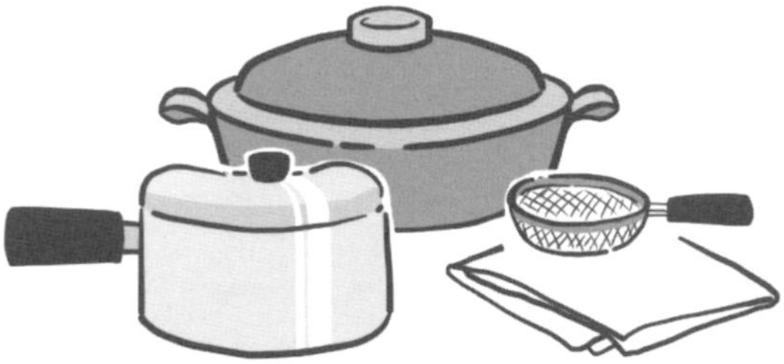

準備的物品：

容器（土鍋、琺瑯鍋等）、茶濾網（或紗布等）

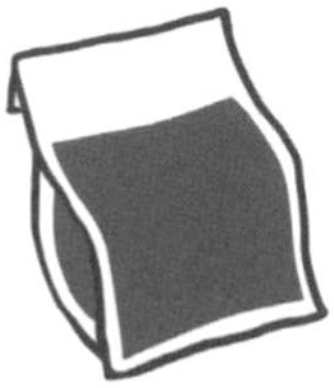

1. 準備一天分量包裝的漢方藥。

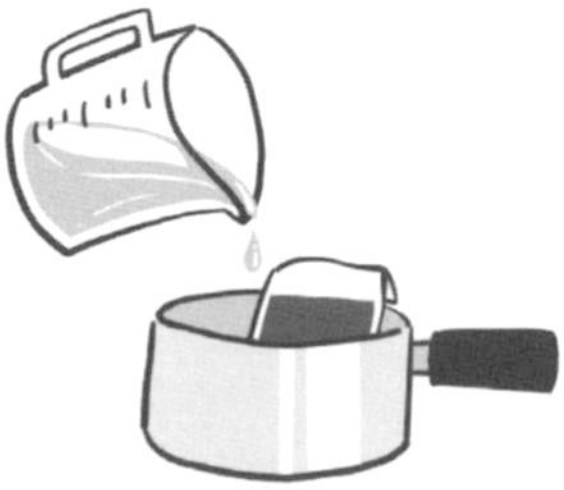

2. 把漢方藥放入容器中，並加水至淹沒藥材，平均為 600 至 1000cc，請務必煮到水沸騰。

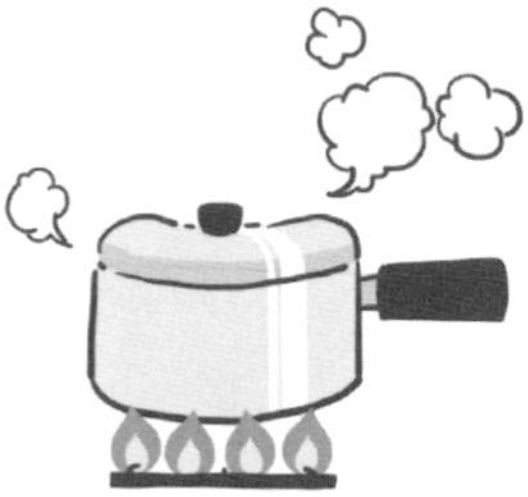

3. 用微火熬煮 30 至 40 分鐘。

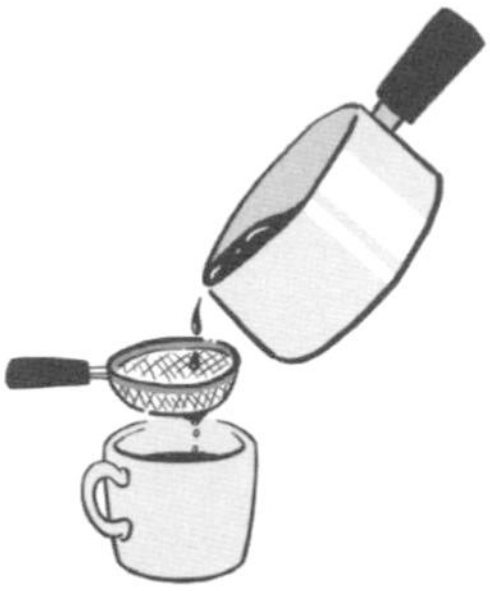

4. 過濾漢方藥，分成三次份，並趁溫熱時服用。

內服藥物劑型

症狀	適用對象	口感	服藥頻率	服藥頻率	特色
中藥丸	慢性病、長期調養，長途旅行時丸劑藥物攜帶較方便	微有中藥味，吞服方便	一天兩至三次	慢性期可一次拿兩週或一個月藥物	攜帶方便、藥效持久
中藥粉	急症，病情短期會變化者	微苦、有粉末感易黏喉	每天兩至三次	每週、隔週回診拿藥	攜帶方便
膏滋方	長期調養、治療及預防、術後保養、慢性病	甜、口感溫潤	每天一至兩次，直接含化或加水沖服	一劑可服用三個月，可冷藏久存	藥材數量三十味以上，療效加乘持久
湯劑	病情較重較急，需要高濃度湯藥以快速達到療效	依照中藥材的成分，有溫潤或微苦口感	一天兩次	每週或隔週回診拿藥，慢性期拿一個月份的藥物	吸收快速，能迅速發揮藥效

中醫一共有丸、散、膏、丹、酒、露、湯、錠八種傳統劑型，目前最為方便服用的則有丸、散、膏、湯四種。

「丸」的讀音在方言中與「緩（緩慢）」十分相近，所以舉凡丸藥的藥效都來得比較遲緩，但卻能久存於體內。「湯」的讀音與「蕩（滌蕩）」頗為近似，所以與丸藥相比，湯的藥效來得迅猛。「散」有含散化之意，因此常用來治療痼疾。「膏」有含膏滋之意，用於內服，有養身、強體的功能。

經絡、針灸治療

我們在古裝劇中常見到針灸的橋段，劇中主角拿著銀針在病人身上刺上幾針，病痛就「針到病除」，甚至可以發揮挽救性命的神奇療效。而各式的艾灸，則是在針上或穴道燃燒「艾絨」，來排除體內的寒濕之氣，隨著裊裊的灸煙雲霧繚繞，也讓診療多了一份神秘的色彩。針與灸不只在東方流行，近年來歐美國家也興起用針灸自然療法的風潮，世界衛生組織（ＷＨＯ）亦公布針灸對六十三種疾病有幫助。

《醫學入門．針灸》：「藥之不及，針之不到，必須灸之」，經絡是溝通人的體表與內臟的管道，使用針與艾灸都是通過刺激人體穴位疏通經絡，以達到治病養生的目的，但針灸可以利用物理性治療刺激，調節經絡能量，而艾灸則是由具有

「百草之王」的「艾草」所製，用於灸法，可達到藥性治療與物理治療的雙結合。

除了大家熟悉的「艾條灸」（如圖１），近年來「灸具」有更多的創新，讓治療更加方便且更有效率，例如「丹田灸」（如圖２），其中裝載灸粒的設計恰好符合腹部的重點穴位，如神闕穴、中脘穴、水分穴、天樞穴、關元穴、氣海穴等，而這些穴位是調節婦科疾病、子宮寒冷、不孕、便秘、脹氣、虛寒、水腫的穴位，治療時會感到肚腹徐徐發暖，臟腑溫和的蠕動，放上蓋子可避免煙味瀰漫，是相當舒服的保養療法。

另一種則為「雷火灸」（如圖３），其外型與治療功能如其名，具有驚人的雷霆萬鈞之勢，比起傳統艾灸擁有數倍的熱效應，能激發經絡，使局部皮膚機理開放。利用藥物燃燒時的熱量以及藥效，通過懸灸的方法刺激相關穴位，可以疏經活絡、去寒除濕，適合用於久病、極度虛寒、血瘀、腫瘤等體質，特別是服用藥物一陣子，病情遇到瓶頸又遇天寒，氣血凝滯不行之時，使用雷火灸往往有久病起沉疴的妙用之效。

近年來更有學者結合針與灸兩者的優點，形成「毫火針療法」（如圖４）。即用火烤紅毫針當成載體，以針行灸，將熱量送入深度的穴位。它不但不會有過多灸煙的空氣汙染，更有內灸的作用，在穴位徐徐傳送熱量，讓「氣得熱而散、血得熱而行」。

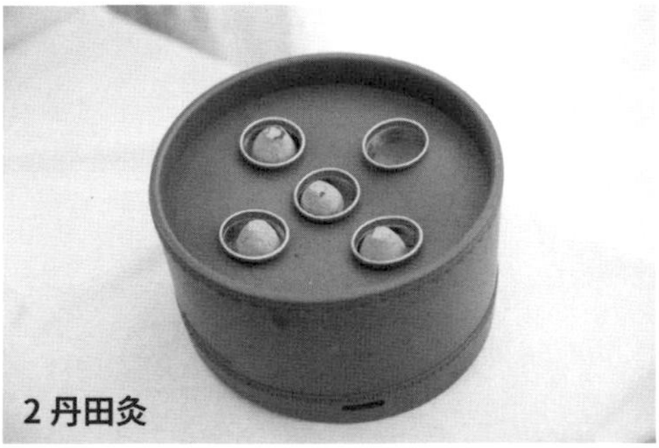

2 丹田灸

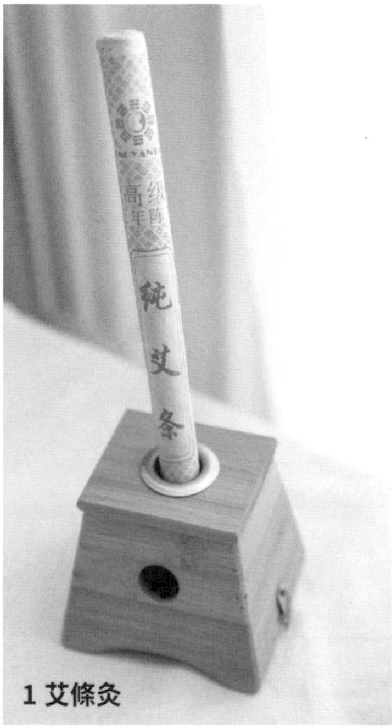

1 艾條灸

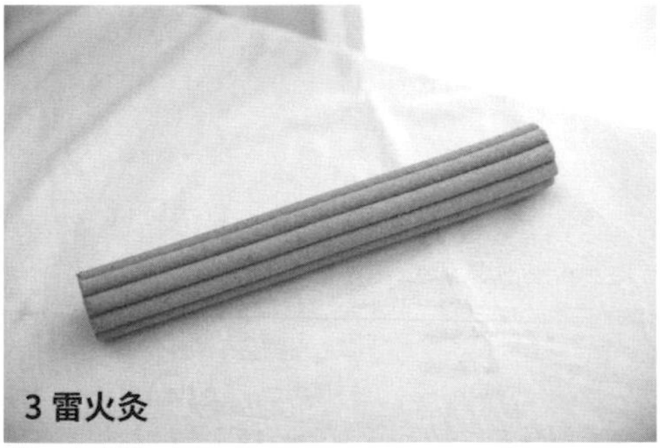

3 雷火灸

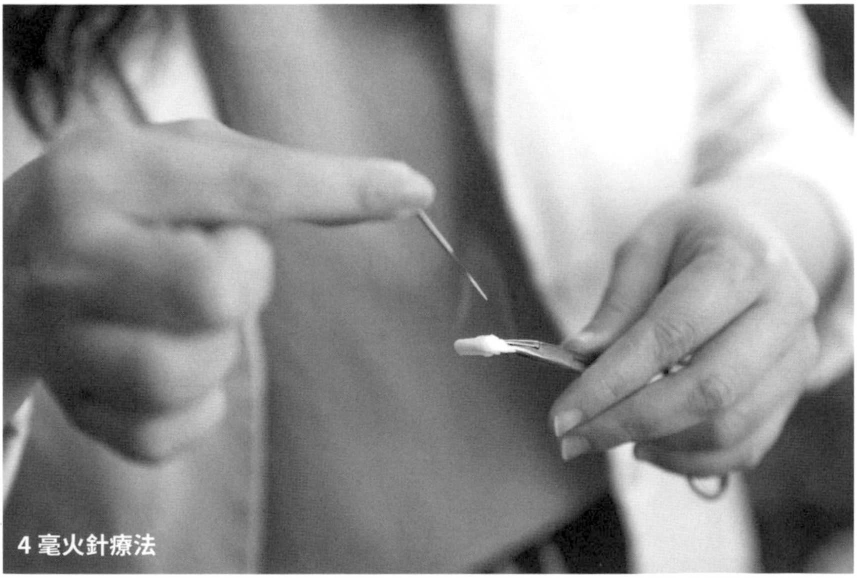

4 毫火針療法

這些治療的方法，我自己在臨床中常應用於痛經、子宮肌瘤、失眠、皮膚癢、腸胃蠕動差或腰膝痠軟、頭暈頭痛……等寒性引起的病症。它的好處是疼痛感比抽血更小，許多患者很害怕打針、抽血，而這種治療方式相較起來會比較沒有疼痛感，且當下就有緩解疼痛、溫暖氣血的感覺。另外，穴位得氣的痠麻感比傳統針灸維持更久，彷彿二十四小時隨時帶著針灸治療，讓療效更加持久。

由於穴位具有自我雙向調節的療癒功能，它就像是身上的天然藥庫。這些經絡療法除了具有深入穴位、調節人體平衡的最大潛能，也可以加強內服中藥的吸收。我在門診不時會遇到不敢服用中藥的女性患者，用此方法往往事半功倍。

三十五歲至四十二歲
初老的開始

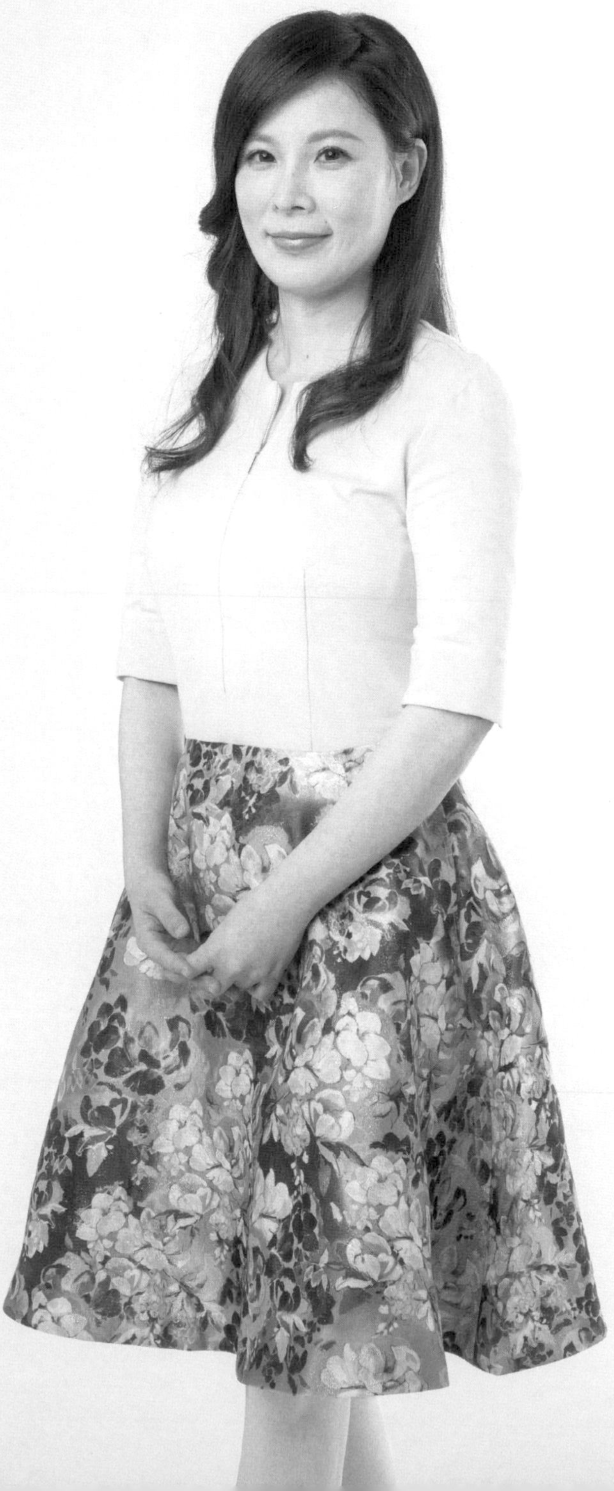

女性在三十五歲至四十二歲，女性荷爾蒙急劇下降，雌激素與黃體酮的比例失調，容易出現慢性疲勞、睡眠障礙、子宮肌瘤、不孕等問題。

《黃帝內經．素問篇》說：「女子五七，陽明脈衰，面始焦，發始墮」，掌管脾胃消化營養的陽明脈能量衰退，足陽明胃經循行面部，經過嘴角，往上直到眼睛下方，所以會開始出現嘴角下垂、木偶紋、眼袋，面色也開始萎黃……這正是初老的表徵。

這個年齡層的中年族群，家裡上有父母、下有兒女需要照顧，工作上又有排山倒海的壓力接踵而來，心中抑鬱可想而知。處於「三明治」階段的女性患者，她們的普遍症狀是睡眠時間越來越不穩定、經常淺眠早醒，睡前還不時想著工作，早上醒來困倦得很，加上累積的壓力越積越多，久而之久，形成肝鬱的體質。肝經絡通過的地方，正是甲狀腺、乳腺及子宮，一旦阻塞，很容易導致內分泌失調。

從三十五歲開始，也是女性子宮肌瘤、卵巢囊腫的好發年齡，有些女性在此時卵巢早衰，月經開始不來。而現代人重視工作、晚婚的社會現象，也讓一些未婚女性不禁思考，該不該去凍卵？該不該結婚？已經進入高齡產婦階段的女性，羨慕別人有兒有女，心想著若再不孕，是否該去做人工受孕？

中醫講求調經種子，唯有陰陽調和、氣血充盈，才可順利地孕育下一代。

慢性疲勞

關於慢性疲勞這個名詞，大家或許多多少少聽過，如果問十個三十五至四十二歲的女性，大概會有九個認為自己有慢性疲勞，總覺得不管睡多久都感到疲累，被來自各方面的壓力壓得快要喘不過氣來。

這個年齡層的女性，常常說不出有什麼特別的疾病，健康檢查報告也還好，但就是感到疲勞和莫名的低潮，容易發脾氣、很敏感，即使白天工作很累，到了晚上卻沒有辦法入睡。

還有另一個特徵是免疫力低下，所以一旦發生流行性感冒，很容易就被傳染，加上本身若是過敏體質，容易反反覆覆地發作，很難痊癒。

這種「好像沒什麼疾病卻又不健康」的感受，讓她們對保健食品相當熱中，有些人來到

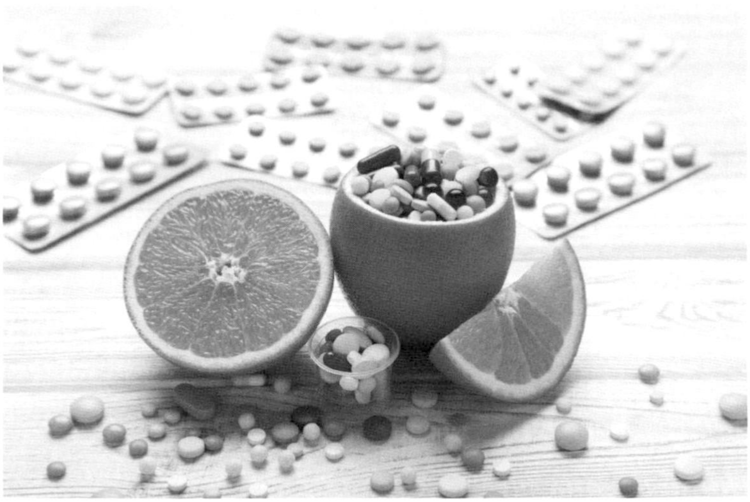

我的診間會把這些保健食品拿出來，一字排開，問我要吃什麼比較好？我的建議都是「好好睡一覺」，一旦睡好覺，身體得到修復，並不需要過度仰賴保健食品；倘若連好好睡一覺都沒辦法，那麼吃再多保健食品，效果都是有限的。

面對這樣的患者，我也會給予另一個處方，就是請她們從改善生活著手，比方可以學一些煲湯的藥膳、讓自己轉換一下作息和心情等等。其實，只要五臟六腑能夠各司其職，所有失調的問題就會慢慢調整，往往不藥而癒。

一旦患者願意做出改變，雖然有些困擾已久的身體症狀不會立刻改善，但治療了一兩個月後，可以明顯看到她們的氣色和神情有了轉變。我知道她們正在經歷一個對生活有所取捨的學習過程，她們了解到，疼惜自己不是多吃保健食品或是勤看醫生，而是從生活的根本改善。

疲勞不等於肝不好

在西醫的定義上，「慢性疲勞」症狀超過兩週以上，找不到合理的原因，而且經過休息、旅行依然看不見改善，便需要醫療的介入。從中醫來看，雖然沒有「慢性疲勞」這個名詞，但古書上有「虛勞」一詞，它的表徵與慢性疲勞雷同，像是覺得疲倦、喉嚨痛、低熱發燒、睡不好、全身痠痛、力不從心、暴躁易怒、全身倦怠、容易感冒、頭痛、容易過敏、體質寒化、肩頸痠痛、慢性發炎（如口瘡炎）。

不過古代的虛勞跟現代的成因不同，大都是營養不良、生很多孩子、操勞過度引起的，現代人的慢性疲勞則是多重壓力造成；簡單來說，古人是勞力，現代人是勞心。無論是勞力還是勞心，都會造成五臟六腑的元氣虛損、精血不足。如果妳希望精神好，五臟六腑的精血供應都必須平衡且足夠。

古書上還提到，「久視傷血，久坐傷肉，久臥傷氣」，這不難理解，一直看東西就會傷肝血，一直坐著就會傷脾、傷肌肉，如果經常躺在懶人椅上不動，氣便沒有辦法流動。想一想，這不是很像我們現代人的寫照嗎？一直看電腦或滑手機、久坐在辦公桌前、躺在沙發上起不來……這也提醒了我們，所謂的疲勞不一定就是肝臟病變所引起，其實不健康的生活方式才是慢性疲勞的最大元兇！

壓力造成皮膚暗沉、小腹凸出

四十歲左右的女性，荷爾蒙開始產生了變化，影響生理和情緒；而生活中有許多壓力源，比方說大量的網路資訊、複雜的人際關係，也會對身體造成刺激，使人體無法好好調節壓力。

壓力一來，身體的荷爾蒙、氣血就必須因應，如果長時間不斷地接受刺激，都會過度消耗或改變荷爾蒙和氣血的正常運行。另外，飲食上的刺激，如酒精、咖啡、濃茶，也是導致失去健康平衡的元兇。

壓力會造成腎上腺皮質素降低，使皮質醇濃度不消退，如此一來，通往皮膚的血液便會不足，皮膚開始變得暗沉或出油。再者，這樣的內分泌會造成腹部脂肪大量堆積，這也是為什麼很多小腹凸出的患者通常都處於高壓生活，因為脂肪本身會釋放發炎物質。

人體有很多代謝循環及慢性發炎的問題會造成肥胖，而肥胖的脂肪本身就會釋放發炎物質，最明顯的就是造成胰島素抗阻，也就是胰島素越來越不敏感。胰島素原本就是偵測血糖，讓血糖維持衡定，但是當胰島素常常需要出動，久了以後會疲乏，而我們的身體對血糖改變不那麼敏感的時候，就會逐漸誘發糖尿病；一旦血糖升高，又會誘發脂肪的堆積……如此不斷地惡性循環下去。有不少女性從這個階段開始出現中廣型身材，就是因為壓力造成了代謝疾病，再形成脂肪堆積。

人體的功能往往源自於應付大自然而生。在遠古時代，無論是動物還是原始人，為了逃避戰爭、逃避猛獸的追逐，會產生戰鬥的荷爾蒙，那就是應付壓力的腎上腺素。我記得曾經在電視上看過一個國外節目介紹動物和人的不同，就是當動物逃過一劫，也就是躲過猛獸的攻擊時，會找一個地方全身瘋狂扭動、大叫，將壓力釋放出去，然後繼續優閒的生活。但是人類不同，不可能就這樣甩掉壓力，容易累積壓力在身上。

注意！這不只是慢性疲勞

要特別提醒大家，並不是所有與疲勞、壓力相關的症狀都是單純的慢性疲勞。有時候，若感到身體疲倦，又伴隨記憶力減退，或是體重短期上升、身體水腫，則要懷疑甲狀腺功能低下或代謝性疾病。

體重短期上升的定義為：兩、三個月之內，在食量並沒有增加的情況下，體重突然下降或突然上升很多。這時就要注意是否甲狀腺功能低下，代謝變緩慢導致體重劇增。

妳是哪一型？

A、女強人勞力型

最大特徵：工作繁重

這類型的女性，對工作過度投入，常常超過自己的能力負荷。她們除了工作以外，還要照顧小孩、做家事，總是用快速的步調去處理每一件事情；由於工作繁重，不得不犧牲睡眠時間，即使到了睡前大腦仍處於亢奮狀態，就算睡著了也一直作夢。這種生活狀態從中醫的角度來看，就是肝腎之陰消耗過多。

人體有陰有陽，當妳一直燃燒，就是動到身體「陽」的部分，相對來說，「陰」就會慢慢耗竭。這類女性通常有臉部容易潮紅、手腳溫度偏高、皮膚容易過敏發癢、泛油、易長青春痘，嚴重者甚至產生耳鳴、頭暈、易健忘等症狀。嚴重的話，甚至有心肌梗塞、中風的危機。

調理對策

1. 這一類的患者最需要的就是足夠的睡眠，以及補充陰液。睡眠即是養陰的過程，因為人體入夜以後陰氣漸重，如果沒有足夠的睡眠就會造成惡性循環，也就是白天一直耗損燃燒，到了晚上又沒有好好休養，在長期的陰血耗損下，就會開始心神紛擾。中醫有個專有名詞叫「陰虛火旺」。
2. 醫師常用的方劑有酸棗仁湯（參考第一百六十三頁），加上柏子仁、遠志、龍骨、牡蠣等安神的藥材，有益患者助眠。
3. 鼓勵患者在睡前進行如冥想、靜坐等，讓自己靜心養神的活動，能更順利地幫助入睡。
4. 食譜或茶飲ＤＩＹ。

B、氣血虛弱型

最大特徵：體力低落

這一型女性不妨用《紅樓夢》裡的林黛玉來想像，她們先天上體質就比較虛弱，生活較不規律，三餐不定時，吃飯的時候常常吃不太下。也許是年輕時一直用激烈的減重方法而傷了身體，這些女性原本就有慢性疾病，加上月經過多、貧血，造成氣血失調，多半體質比較寒，手腳常呈現冰冷狀態、臉色蒼白或萎黃。她們也常常覺得關節痠痛，尤其在天氣冷的時候，這些症狀越發嚴重。

由於不想動、情緒容易低落、抑鬱，可是越不動就會越疲勞，最明顯的就是整天懶洋洋的，氣若游絲，體力不太好。

調理對策

1.就算不想動，也要適度地動一下，慢慢提升自己的體能。但不適宜做爆發型運動，因為激烈的運動太耗氣血，比較適合太極拳、氣功這種較溫和的運動。

2.醫師常用的方劑如歸脾湯、八味地黃丸、人參養榮湯等，可適當服用。

3.天氣冷時可以在神闕穴進行溫灸。神闕穴位置在肚臍周圍，可以溫陽元氣，可說是我們人體的元氣來源。

C、勞心型

最大特徵：完美主義

這一型的女性並非行動派，經常有許多想法會一直在腦海裡打轉，想東想西。雖然她們想做的事情非常多，但也許是動力不夠，不一定會付諸行動，規劃的事情永遠比實際去做的事情多。也因為是完美主義者，在人際關係上容易花費心力討好他人，希望自己的表現趨於完美。

中醫說「憂思傷脾」，會造成肝鬱脾虛。情緒不好就是肝鬱，會有輕微的憂鬱症傾向，睡眠時間也會紊亂。這一型的症狀首先反應在不正常的月經週期，不是提前，就是延後。

調理對策

1.平時不建議倒頭就睡，因為躺在床上還是在想事情，睡眠品質也不佳，建議睡前做適當的伸展運動。

2.轉換生活方式，同時轉移注意力，讓多餘的想法慢慢淨空，比方安排一些休閒活動、旅遊，或者在下班之後上個能放鬆身心的瑜伽課程等等。

3.建議適度地飲用茶飲紓壓，如花草茶，因為植物類食物可以疏肝，玫瑰花、薰衣草、洋甘菊都很適合。

這樣做，甩掉慢性疲勞！

斷捨離、不貪心，了解自己的極限所在

有一陣子很流行「斷捨離」，這是從日本傳來的空間整理概念，我認為這也很適合當成一種人生態度。現代人的節奏太快、行程太滿，尤其三十五至四十二歲的女性們，不像二十歲的少女有用不完的精力，必須了解自己的能力和體力，不要貪心地想在有限的時間內完成所有的事情。

生長在科技進步的時代，我們能接受到許多四面八方而來的資訊，購買到各式各樣保健食品、最新的保養品或醫美技術，但我仍鼓勵大家遵循古法生活，讓自己過得簡單、心情保持平靜，並且妥善分配自己的時間，如此能使五臟六腑達到平衡，身體自然就健康了。

飲食均衡、定時定量，吃對東西可釋放壓力

飲食會影響身體機能，對年紀漸長的女性們來說更是如此。當我們遇到不順心的事情，或壓力大的時候，常常會想吃甜食來慰藉一下自己。但當吃到高升糖指數的精緻食品時，儘管當下大腦會釋放出讓人感到快樂的激素，卻很短暫，心情會忽高忽低，讓身體處於一個無法好好協調情緒的壓力之中。這種壓力也會造成自由

基，加上飲食不當，更為健康蒙上了一層陰影。尤其是脾虛的人，常吃甜食、精緻澱粉，會讓血糖擺盪於高高低低的狀態，令胰島素變得不敏感。另外，許多壞食物都會造成自由基讓細胞氧化，容易有癌化的傾向。

那麼究竟要怎麼樣吃才對身體有益呢？優質的蛋白質可修復身體細胞，鐵質、維生素C、深綠色蔬菜等，都是抗氧化的食材。

中醫講五色（赤、青、黃、白、黑）可對應五臟（心、肝、脾、肺、腎），它也呼應了現代人的彩虹飲食法（如左上圖），不但纖維質高、能滋養我們的五臟，更能幫助清除體內的廢物。

用芳香精油做個spa按摩

想要排解壓力，利用嗅覺刺激也是很好的方式，譬如透過常用的薰衣草、玫瑰、天竺葵精油按摩，能夠刺激經絡、增加血液循環，讓壓力荷爾蒙皮質醇減少，並增加腦內快樂物質——血清素多巴胺。

適當的運動紓解身心

不建議從事太過劇烈的運動，最好選擇較溫和的八段錦、太極拳，或經絡伸展操，這些都是不錯的運動。（如左下圖）

彩虹飲食法：五色入五臟

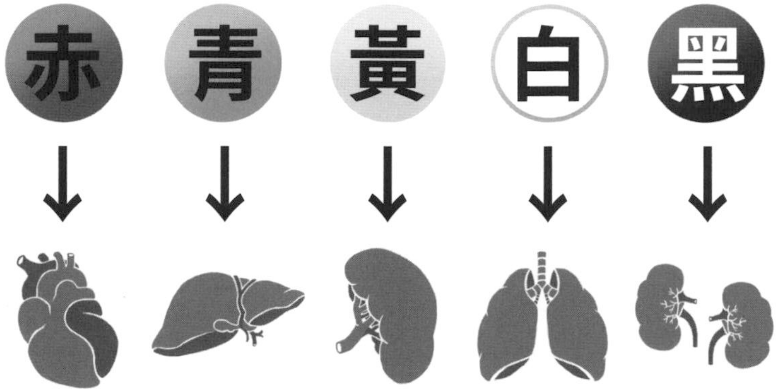

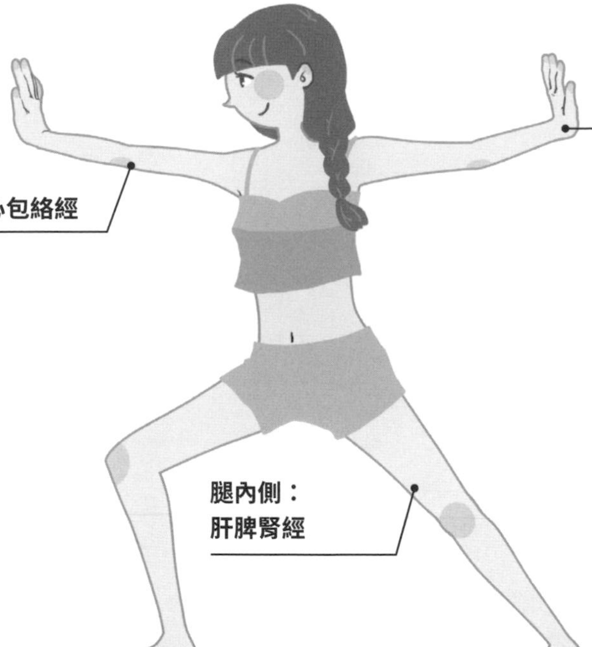

睡眠障礙

睡眠障礙是許多上了年紀的女性心中說不出的苦，這些來到我門診的患者，往往已經飽受睡眠障礙之苦好長一段時間。通常這些患者都有服用安眠藥的習慣，但藥物副作用卻讓她們頭昏腦脹、白天的生活品質變差，或是工作沒有效率，因此感到苦惱。

如果是習慣服用安眠藥的患者，我不會要求他們立刻戒斷，而是中西醫治療同時進行。循序漸進地慢慢減少西藥劑量，最後達到完全不仰賴安眠藥入睡的目標。

我建議患者用針灸治療，通常針灸完第二天醒來的感覺是精神飽滿，身體頓時有一種輕鬆感。這時如果再配合安神健脾的中藥，效果會更顯著。

有位深受睡眠困擾的患者，經過治療之後，早晨起床時不再缺乏食欲，開始攝取營養均衡的三餐，減少咖啡因食物的刺激，結果情況有了明顯改善。

人類有三分之一的時間都是在睡眠中度過，睡眠本身就是一個身體修復的過程。當妳睡不好，月經、食欲都會受影響，連帶自律神經失調，五臟六腑的問題都跑不掉。

事實上失眠者罹患重大疾病的比例比一般人高，如心臟病、糖尿病等等，而且女性因為荷爾蒙的影響，比起男性罹患機率更高。隨著年齡的增長，女性的雌激素變少，體內乙醯膽鹼和退黑激素也會減少，由於深層睡眠對身體有修復作用，這些負責身體深層睡眠的內分泌一旦減少，自然造成不小的影響。

國人致死率第二名是心血管疾病，尤其心臟病是更年期婦女致死率的頭號殺手。睡得好真的很重要，如果每天能夠睡滿七小時，就可以降低心臟病發生的機率，遠離心血管疾病。

除此之外，睡不好對女性關注的身材問題也有影響。一旦睡不好，瘦體素（leptin，由一百六十九個胺基酸所組成的蛋白質，由脂肪組織合成，主要作用是抑制食欲，增加能量消耗，藉此維持身體脂肪含量）就會減少，讓妳吃了東西卻很難有飽足感，因而拚命吃，這也是為什麼睡眠不足的人往往容易發胖的原因。

睡不好，妳是哪一種？

A、壓力型

壓力型的睡不好，通常都是用腦過度的熟女，這些人通常會工作或看書看到深夜，精神依然亢奮，思緒不斷；該好好睡的時候睡不著，呈現中醫古籍所說「虛勞虛煩」的狀態，一旦睡著了，也容易作惡夢、易怒，有便秘現象。

助眠對策

1. 在中醫治療上會使用酸棗仁湯、柴胡加龍骨牡蠣湯，並且針灸百會、神門、太衝等穴道（如圖）。這些穴道可以居家DIY按壓，當作平時的保養。
2. 平時可以喝一些花草茶，像是薰衣草、洋甘菊茶，讓心神安定。
3. 睡前可以做個足浴，並輕輕梳頭。頭頂有非常多陽性經絡，所謂「諸陽之會」，也可以用手輕輕敲頭部各個點，進行按摩。相傳在睡前泡腳、梳頭也是慈禧太后的養生法，幫助她身心放鬆，即使日理萬機，依然長壽。

B、氣血虛弱型

這一型的女性大多天生體力就不好，常覺得疲倦無力，而且有貧血現象，尤其在冬天天氣冷的時候很難順利入睡，所以淺眠、早醒，造成睡眠不足。

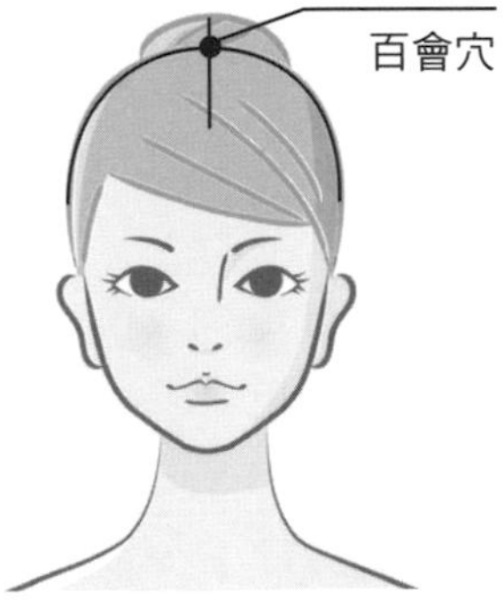

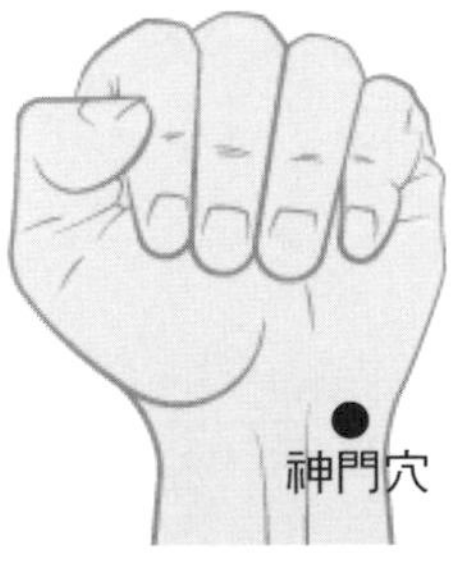

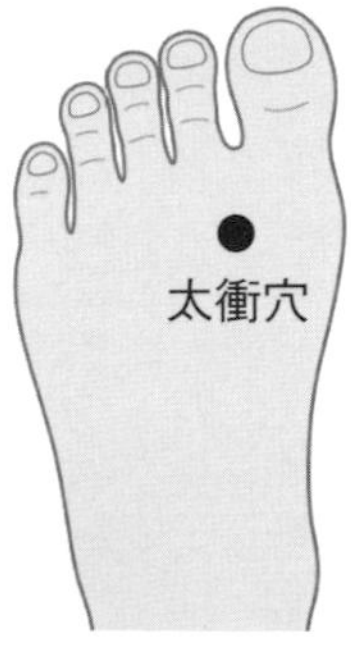

助眠對策

1.中醫調理上會使用歸脾湯，或針灸足三里、三陰交、血海，調節脾胃和氣血。

2.重點治療在補血氣，可利用簡單的茶飲配方，紅棗十二顆、茯神五公克、桂圓肉九公克加水八百CC煮開，平常上班、回到家都可以當保健茶飲。如果嫌麻煩不想煮，可以把桂圓當零食吃，是很好的補血補氣食材。

3.建議三餐營養一定要均衡，選擇好消化的食物，睡前切記不要吃太多，以免消化不良造成氣血不足。

天然助眠劑，讓妳好好睡

色胺酸多的食物

想要睡得好，建議盡量選擇色胺酸豐富的食物，它是製造血清素的原料，可以安定神經，所以又被稱為「天然的安眠藥」。

色胺酸豐富的食物包含全麥製品、大豆製品、乳製品、豆類、小米、堅果、香蕉、肉類、蛋、鱈魚、鮭魚等。

含Omega-3的食物

Omega-3脂肪酸可增加血清素的分泌量，抑制身體的發炎，是助眠好食材。Omega-3含量豐富的食物包括深海魚、亞麻籽、奇亞籽、酪梨、核桃等。

含維生素B群、鈣、鎂、鋅的食物

維生素B群、鈣、鎂、鋅是維持神經系統與情緒穩定的功臣，尤其B群值得一提的是，它有「雙向調節」功能，能消除疲倦，也能安定神經，但建議從天然食材取得即可，不需要過度仰賴保健食品。

維生素B群、鈣、鎂、鋅含量高的食物有五穀類、燕麥、肉類、豆類、乳酪、綠色蔬菜、深綠色蔬菜、海藻、小魚乾、堅果、海鮮等等。

中醫常用的助眠藥膳裡一定有蓮子，它富含維生素B群、醣類、色胺酸、酪胺酸、鈣、鎂、鋅等營養素，可以安定神經，改善失眠症狀，穩定緊張、焦躁不安的情緒。另外，它還能維持良好心情，改善壓力帶來的頭痛、肌肉緊繃等症狀。

遵守睡眠法則，一覺到天亮

現代人生活節奏快速、工作忙碌，因此很多人輕忽了睡眠的重要，而我開給許多熟女患者重要的處方箋之一就是「好好睡一覺」。前面一再提到睡眠對健康的影響，我想特別呼籲大家重視，並且積極找出解決之道。

把握時間睡子午覺

子時是晚上十一點到凌晨一點，這時身體走的是膽經，中醫有句話叫「十一臟取決於膽」，十一臟就是五臟加六腑，它的總司令便是膽，一個人的膽如果不好，其他的臟腑要健康都難。

對於現代人來說，子時要睡熟很難，因為這代表晚上十點就要上床睡覺，才可能在晚上十一點熟睡，不過只要持之以恆，養成習慣，一定能改善身體的不適。子時熟睡的好處是有利於膽氣升發，除了排毒代謝，也能讓五臟六腑得到調節。

午時是中午十一點到下午一點，是心經當令、陽氣最旺之時，心主神明，適當的休息能夠靜養身心、補充精力，但午睡時間不建議太長，半小時小憩便足夠。

睡前避免做不該做的事

如果生活太過忙碌，像打仗一樣，到了睡前還在活動也會影響睡眠品質。我建議睡前不宜吃太飽、給予身體太多刺激，像是看電視、滑手機，尤其3C產品有很多藍光，它會刺激腦內助眠激素的平衡，應該盡量避免。

進行睡前儀式

睡前不要倒頭就睡，可以先調息，也就是調整呼吸。

《飲膳正要》說到「凡夜臥，兩手摩令熱」，也就是手搓熱之後，適當的按摩頭部及臉部。我們的手有三條陰性的經絡，心經、心包經及肺經，臉部則是偏陽性的經絡，古人這樣做是為了陰陽協調，也就是取其陰陽相交之道。

側睡較健康

很多人會問，到底用什麼樣的姿勢睡覺最好？其實側睡最健康，就像嬰兒在羊水裡面都是側彎著，這是人體最放鬆的姿勢。中醫說「胃不和臥不安」，除了要注意睡前別吃太多食物，讓胃氣平和較好入眠以外，養肝血、滋肝陰也是安神定志的重點。側臥養肝氣，人臥血歸於肝，肝血通暢易入睡，加上脾胃之氣平和，比較容易進入深層睡眠。

道家把睡眠當成養生，而其中一種養生法，便是閉門臥睡。古書中提到曾經有一個長壽仙人陳希夷，閉門臥睡，一睡數個月，就是採用側臥的姿勢。

「推心置腹」更好睡

很多人消化還沒有進行完便躺下睡覺，自然會睡不好。中醫說的「推心置腹」（如圖），也就是利用躺下的時候，幫助腸胃順暢，以利入眠。做法很簡單，躺下後雙手交疊，沿著身體的中線，胸口往下推到肚臍，這個位置就是任督二脈的任脈，慢慢去刺激它、推它，之後就會打嗝排氣，「濁氣外散，清陽之氣升發」，產生睡意。這一招針對消化不良，或是容易心悸、心跳過快

推心置腹

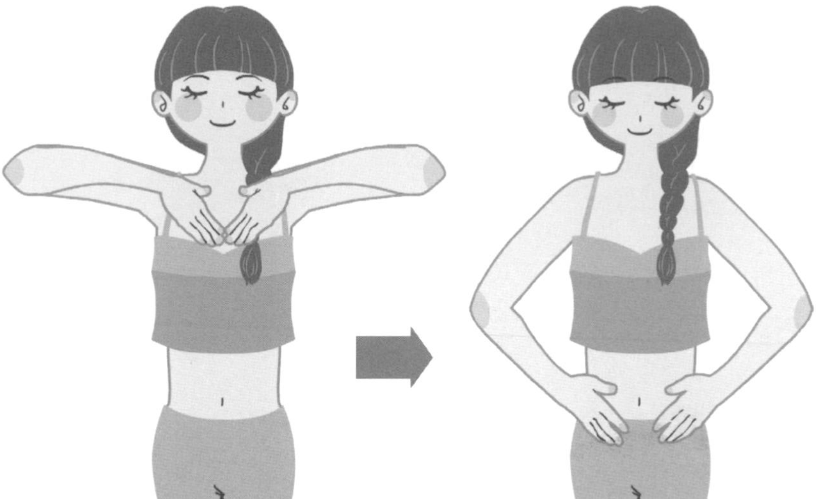

的人來說是很好的方法，切記按摩力道適中就好，千萬不可重壓。

泡足浴

很多人會在天氣寒冷的時候才泡澡或是泡腳，事實上足浴是一年四季都可以採用的助眠養生法，除了讓身體循環變好，泡的時候還可以用手心搓腳心。因為手心有心包經的勞宮穴（如圖），心屬陽、屬火，我們腳底的湧泉穴（如圖）則是屬陰、屬水，中醫講求陰陽水火相交，才會互相制衡。所以簡單來說，它的原理便是以手的陽性心火，去刺激腳底屬陰性的湧泉。

用腹式呼吸溫熱身體

腹式呼吸適合在睡前花點時間輕鬆地做，它的做法是雙手貼在關元穴，關元穴位於由肚臍正中央往下數、臍下三吋（四根手指）之處。雙手

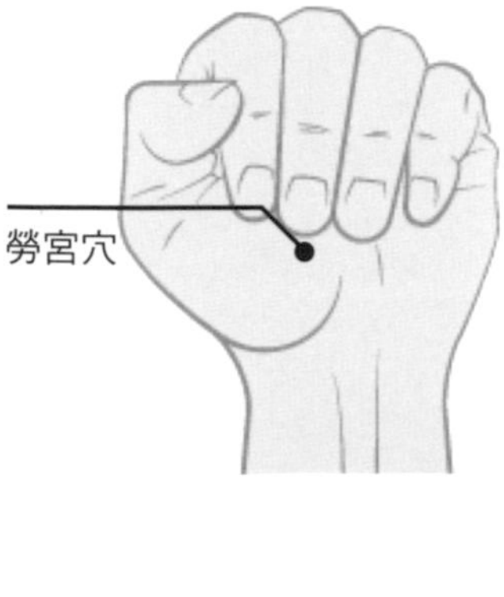

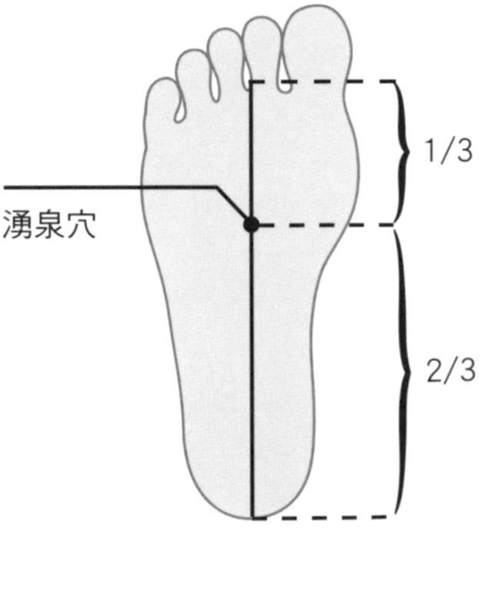

交疊於上，吸氣讓腹部微微的隆起，吐氣讓腹部凹入，這樣的呼吸重點在於「既深且長」，臟腑可以得到按摩，身體也能有充足的氧氣，並且溫熱身體。

腹式呼吸四字訣便是「細、慢、勻、深」，記得呼吸慢慢地、不要太淺也不要太深，讓它盡量均勻深長，平均每口氣十秒以上，一吸、一吐，慢慢做。

關掉心中雜念

我看過一句話寫得非常好：「最好的睡眠就是忘記要睡覺」，也就是關掉一切雜念，把白天煩惱的事情全部拋開，給自己一個舒服的睡眠環境。

在我的門診中有個老奶奶，也用了這一招改善長久以來困擾她的失眠問題。跟很多為失眠所苦的人一樣，老奶奶睡不著就算了，對於「睡不著」這件事更是備感壓力，而越焦慮就越睡不著。老奶奶平時晚上習慣看電視，到了睡覺時間就關掉電視，躺在床上翻來覆去，怎麼樣都睡不著。後來我建議她拿著一條毯子蓋在身上，邊看電視邊休息，不要一直想著睡覺這件事，後來她看到一半就順利睡著了，這是因為心無旁騖的緣故，很自然地入睡。

月經紊亂

在門診中常見不同世代女性的煩惱，往往是「二十歲怕懷孕、三十歲怕不孕、四十歲怕早衰」。許多女性在三十五至四十二歲的階段，遇到的困擾就是卵巢早衰與不孕的問題。

我的門診中有位四十一歲的C小姐，她的月經不規則，經常抱怨與家人相處時情緒煩躁、易怒，而且皮膚越來越乾燥，臉也常常潮紅過敏，不知道是不是更年期提早報到了？

這些看起來確實很像更年期的症狀，荷爾蒙失調會出現潮紅現象，但我建議她先去驗血，才能得知結果。

我從談話中了解她的生活形態，很明顯是勞心勞力型的女強人。她聽說使用荷爾蒙治療會誘發乳癌的發生，所以才會尋求中醫的協助來調理身體。

像C小姐這樣的患者不少，通常透過仔細的問診，就會發現最大的根源還是生活方式：太過忙碌、充滿壓力的生活導致耗心神、腎精虧虛、氣血大虧，因而讓身體不適。如果患者的月經不調，通常我不會一直催經，而是先補腎來安定神經。

這樣治療一段時間之後，我發現C小姐的皮膚狀況慢慢鎮定下來，情緒也比較冷靜。另外，配合她工作忙碌無法經常回診，在前期身體最不穩定的時候，我用藥粉加水藥幫助她調理，等到進入穩定期之後，再用膏滋方繼續進行保養，只要定期服用膏滋方讓藥物濃度在體內足夠，就能持續改善狀況。

四十歲之後，卵巢功能慢慢減退

女性一旦過了四十歲，卵巢功能會逐漸減退，月經週期或經期日數開始不規律。很多人會發現原本二十八天至三十天的月經週期，二十五天就來一次，經血量也逐漸減少；而原本一週內該結束的月經，拖到八至十天才完全結束。四十五歲之後，三陽脈衰退會更明顯，週期甚至會增加至四十天以上。

很遺憾的是，現代社會不少女性生活壓力大，有些人甚至不到四十歲，更年期就提早報到，便是所謂的「卵巢早衰」。等於人未老卵巢先罷工，也是中醫說的「年未老經水斷」。四十歲之後罹患婦科癌症的比例變高，如果在非月經期有異常出血，一定要接受檢查，確定出血的原因。

事實上月經週期是由腎氣來主導，所謂腎氣就是指下視丘、腦下垂體、腎上腺皮質、卵巢等內分泌生殖軸，年紀越長，腎氣自然越加衰退，影響內分泌生殖軸的功能也越來越差，月經的量以及月經週期便會跟著受影響。

另外，大家熟知的另一個健康殺手——壓力，也會影響月經的流量，為什麼呢？以中醫來說，月經的量代表一個女性的陰血，而肝疏泄、肝藏血的結果，也會決定我們的月經量。如果經常熬夜、思慮過多，就會肝氣鬱結，影響脾胃功能，對食物營養的吸收、運轉都有影響。所以歸結來說，肝氣會影響女性的脾胃，或者三餐沒有規律地吃，造血原料的功能整體降低，也會使得月經的量受影響。

從中醫的角度看凍卵問題

不少國外電影以凍卵話題為素材，認為凍卵能使卵子像冷凍食物般靜止保存期限，想要孩子時就能提取出來。現代女性由於生涯規劃以工作成就為優先，所以晚婚、不婚比例大大增加，有些人以為現今醫學進步，凍卵可以為自己爭取更多時間，尋找真命天子，殊不知年齡漸增，身體老化也劇增，要取到數量多又品質好的卵並非那麼容易。

有越來越多如此需求的女性來到中醫門診，希望能在凍卵手術之前調整體質，讓手術結果更順利。我認為中西醫合作是一個好方法，不論是預計要進行試管嬰兒或凍卵手術，建議之前的三至六個月先採中藥或針灸調理體質。為什麼需要一段時間的調理呢？有許多女性年紀並不大，但是卵泡庫存量（ＡＭＨ）明顯不足，對排卵藥劑的反應不明顯，在最後取卵階段發現能取到的卵數量少之又少，甚至取到的卵呈現乾癟、品質不良的現象。

就中醫的觀點來看，這是腎精不足、陰陽兩虧的病理狀態。大家都以為進補是要在月經結束後來個四物湯、八珍湯之類的補品，殊不知卵泡發育成熟這件事在前幾個週期以及行經期，就已經悄悄在做準備了。所以進補調體質必須預留幾個週期，如此在進行凍卵或人工受孕時才能有更多的好卵可以被刺激而成長。

相反地，有些較年輕的女性對排卵藥劑反應很劇烈，呈現「卵巢過度刺激症候群」，會表現出腹脹、噁心嘔吐、腹水過多、呼吸不順暢等症狀。此時用針灸或中藥輔助，從瀉熱涼血、利水去痰、疏肝促進循環這些方向入手，可以明顯減輕副作用，帶來更好的生活品質。中西醫學一起合作，不但可以提高取卵的生活品質，也能有效縮短療程，在最短的取卵次數中取到理想數量的卵子保存。

卵巢提早衰竭

一位三十九歲的L小姐，剛來到我診所的時候，老是苦著一張臉，她說自己過了三十九歲生日之後不知是否逢九諸事不順，老是頭暈、腰痠背痛，記憶力也變差，月經變得越來越不穩定，最近甚至有三個月以上月經沒有報到。她去婦產科檢查的結果，不但沒有懷孕，也沒有多囊性卵巢，卻赫然發現自己的AMH（卵泡庫存量）已經低於零點五，幾乎快被宣判停經了……

L小姐還告訴我，不管月經來或不來，她都明顯感覺到「煩躁」，動不動就滿身大汗、想要破口大罵，看每個人都不順眼，讓周圍的人都質疑她是否因為沒有結婚，而變得陰陽怪氣？

目前我們所處的生活環境不斷變化，也造成了一些女性常見問題，如太早來初經、晚婚、不婚、不生育、不哺乳、更年期提早等，我在臨床中甚至看見三十五歲左右出現更年期症候群者大有人在，實際上就是女性過早把卵細胞排完，造成卵巢功能早衰。

過去的農業社會，女性因為生養眾多，平均大約有十年的期間都處於懷孕和哺乳期，因此卵子的排出速度較慢，相對地能夠孕育的時間拉得更長、更年期來臨的時間也會比較晚、症狀較少。反之，現代女性流行晚婚，接近四十歲的新娘經常可見，但是在生育之前，由於不當的生活形態使得她們幾乎已經耗損了大部分的卵子，逼近更年期，自然受孕困難。加上因為懷孕次數減少和哺乳時間縮短的結果，造成卵子排出量增加，使得更年期容易提早報到。

有些女性對於子宮和卵巢是否提早退休毫不在意，甚至跟我說：「余醫師，太棒了！從今以後不必再浪費衛生棉了！」

我為這些新時代女性感到十分憂心，因為她們根本沒有意識到這樣的現象必須治療。有的年輕女性比較有健康意識，會因為月經不來導致不孕就診，但生育後的女性對於月經失調往往不重視，認為只是一時壓力大，造成月經週期紊亂。很遺憾的，如此一來將錯過延緩卵巢衰老的機會。

子宮和卵巢是女性健康的指標，一旦子宮和卵巢的功能下降，就表示身體已逐漸走向衰老。年紀輕輕月經就不來，有可能是染色體異常、感染腮腺炎導致卵巢受損，長期亂服成藥所致。子宮內膜異位和卵巢畸胎瘤也可能導致提早停經，臨床上必須詳細問診才能知道停經原因是什麼。

卵巢年輕的女人，生育能力比人強，就連老化速度也比人慢，原因就是她的內分泌功能運作正常。反過來說，卵巢早衰的女性，荷爾蒙分泌量減少，就會提早出現停經及各種更年期症狀，如失眠健忘、焦慮易怒、潮熱多汗等，其實顯示了不同器官的功能衰退。除此之外，卵巢的衰老會帶動其他器官像骨牌效應一樣，提早老化，包含心血管、神經、生殖泌尿道等器官都會波及。

當我們的身體衰老時，氣血會先衰弱，各器官都得不到充足的養分，也得不到氣的關照，會造成氣虛問題。少了氣的推動，血的循環就變差，形成血瘀現象，接著乳腺的纖維囊腫增生，子宮的肌瘤增生問題就出現了。而隨著雌激素波動過大，女性身體受到激素影響，甚至各種腫瘤發生風險也會增高，例如子宮肌瘤、乳腺腫瘤、子宮內膜癌、卵巢腫瘤等。

值得注意的是，月經紊亂的臨床表現難以與子宮內膜癌鑒別，需要及時到婦科就診，必要時採用診斷性刮宮止血，或通過宮腔鏡檢查，排除子宮內膜異常增生和生殖系統腫瘤引起的出血。

中醫治療

以補腎水為主，以及加強疏導心肝脾之鬱氣。明末清初的婦科大家傅青主認為「經水出諸腎，腎經充盈乃經定之本」，臨床常用大劑量的熟地、菟絲子，經過九蒸九曬的熟地可滋腎水、封填骨髓，大補血虛不足。菟絲子為陰中陽藥可補肝腎，與婦科常用的當歸、芍藥搭配，可達陰陽平衡。

卵巢早衰四大原因

1. 有病不治，導致停經

早期感染病毒、單純疱疹病毒、腮腺炎病毒或免疫性疾病等，未經好好治療很可能引起卵巢發炎。不管是感染或誘發免疫系統問題都容易造成卵巢附近淋巴球浸潤，反覆慢性發炎而導致提早衰老。

2.壓力和飲食的影響

晚婚、不生和少生之外，現代女性的競爭壓力大也是導致更年期提早來臨的一大原因。特別是家事、工作兩頭忙，想要當個好媽媽、又想要在職場上和男人一較高下的女強人，期望面面俱到，導致壓力過大、肝氣鬱積、荷爾蒙紊亂，排卵週期也跟著不穩定，往往停經前幾年就會出現類似更年期的症狀，更年期也比一般女性更早來臨。

而不當攝取生機飲食或冰冷的食物，容易造成子宮和卵巢寒氣淤積的後遺症，進而導致生殖功能低弱，並加速卵巢和子宮提早老化。

3.過度減肥，引發早衰

新近臨床相關調查顯示，過度減肥的愛美女性，容易導致更年期提前。我們從一些臨床調查也看到，平時熱中於減肥的女性，體內缺乏必要的營養素，臟器衰老加快，最終導致更年期提前。

4.反覆進行人工流產等侵入性手術

反覆進行人為流產手術容易造成腎氣耗損，讓身體提早老化，使得供應卵巢的血液循環代謝效率也大打折扣。而婦科中最常見的侵入性手術，例如剖腹生產、切除子宮肌瘤、卵巢囊腫，甚至子宮全切除手術等外力的介入，都容易造成沖任督帶這些經脈的損傷。這些經脈又跟婦科問題息息相關，當能量無法有效率地供給生殖系統時，便會導致卵巢功能逐漸衰退，所以當身體有不得已的原因需要動手術或流產時，術後請務必好好給自己至少一個月的調養期。每一次的手術就猶如產婦做一次小月子，有賴好好休息養護、順著時辰養生，用針灸及中草藥啟動經絡氣血本來就有的自癒功能，必能減緩卵巢老化的速度。

預防勝於治療

過了四十歲之後，荷爾蒙下降，身體出現一點不舒服就可能是警訊，千萬不要忽略它。我在門診中常看到上班族女性接受公司的定期健康檢查得知身體狀況，但忙於料理家務的家庭主婦，反而是高危險群，往往等到身體真的非常不舒服，才發現問題大了！

很多疾病的發生及進行都是無聲無息的，預防勝於治療，一定要定期接受健康檢查，好好愛惜自己的身體。

癌症篩檢

每年有超過一萬人死於乳癌、子宮頸癌、大腸癌與口腔癌。篩檢可以早期發現癌症或其癌前病變，經治療後可以降低死亡率外，還可以阻斷癌前病變進展為癌症。目前政府補助四大癌症篩檢之政策與範圍如下：

- 乳房X光攝影檢查：四十五至六十九歲婦女、四十至四十四歲二等血親內曾罹患乳癌之婦女，持健保卡提供兩年一次免費乳房攝影檢查。
- 子宮頸抹片檢查：三十歲以上婦女，建議每三年接受一次。
- 糞便潛血檢查：五十至未滿七十五歲民眾，每兩年一次。
- 口腔黏膜檢查：三十歲以上有嚼檳榔（含已戒檳榔）或吸菸者、十八歲以上有嚼檳榔（含已戒檳榔）原住民，每兩年一次。

（以上資料摘錄自行政院衛生署網站）

更年期之後，女性的荷爾蒙減少，罹患心血管疾病的機率也提高了，除了檢測空腹血糖以外，宜增加心電圖、糖化血色素HbA1C的檢測，以確定是否罹患心律不整、心肌肥大、糖尿病等疾病。

停經後，最好每兩到三年做一次骨密度檢測，初步篩檢可以利用區域醫院或醫學中心配合節日免費提供的超音波檢查，若有骨質疏鬆的疑慮，則可以前往大醫院加做「雙能量X光吸收儀」檢測。

四十二至四十九歲，健康拉警報

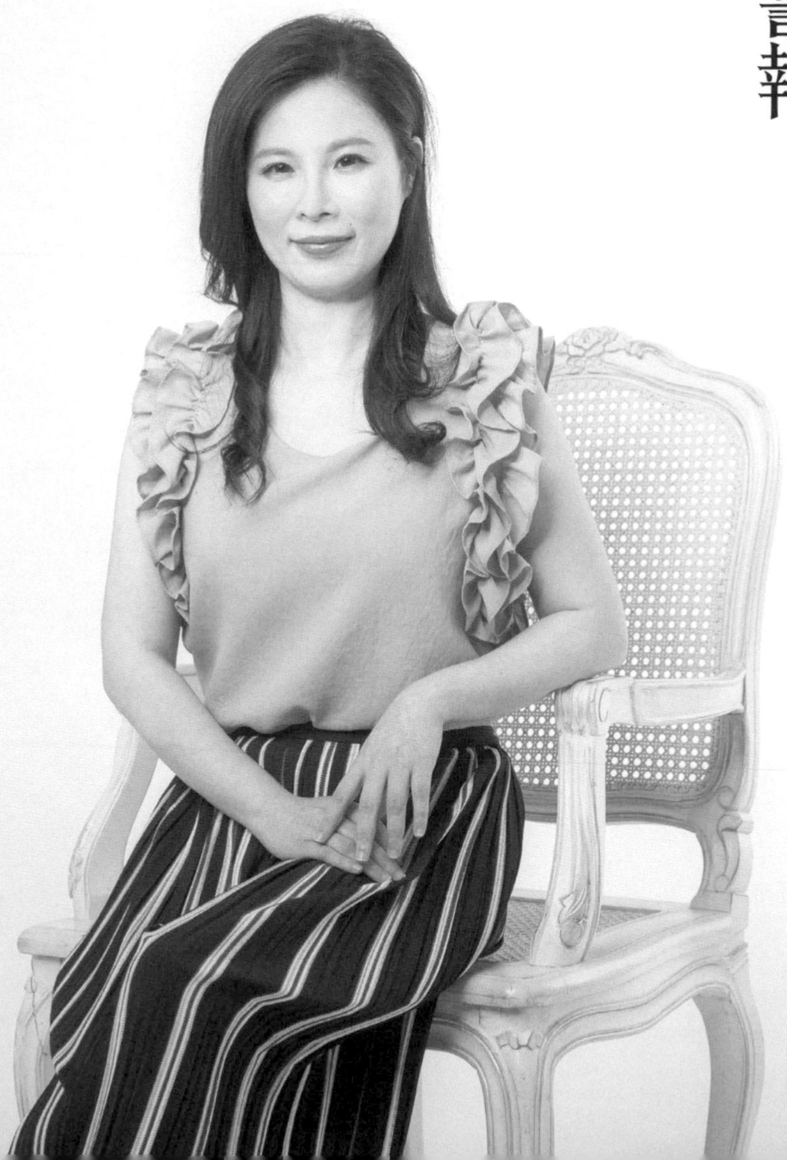

在門診中常看到四十二歲到四十九歲女性自律神經失調、頻尿、性生活不滿意、肝氣不疏通、心悸恐慌這些現象上身。此階段由於三陽脈開始衰退，氣血衰弱，讓她們臉色看起來明顯蒼老，而任沖二脈能量急劇衰退，影響全身的氣血循環、精氣運行，通常我也會建議這類患者多運動，來改善這樣的狀況。

除了面容憔悴，我們也會看到有些女性頭髮開始發白，時常感到腰部和膝蓋痠疼，身材走樣更加明顯。這個階段進入了所謂的「更年前期」，月經量開始明顯減少、月經週期不規律，如果沒有做好準備的話，有可能哪一天月經就突然不來了，被宣判正式進入更年期。此外也會發現體力衰退大不如前、骨盆底肌鬆弛，影響到泌尿問題與性生活，加上心情上覺得要迎接更年期，會更不穩定。

面對青春期叛逆的孩子以及忙於事業的丈夫，有不少女性會覺得自己在家裡的角色好像沒有那麼重要、不被家人依賴，失落感頓時來襲，加上經常胸悶、心悸、杞人憂天，連帶地自律神經容易失調，消化功能和睡眠品質都會大受影響。

自律神經失調

自律神經失調是現代人很常見的一種症狀，有位四十五歲的S小姐常來我的門診，正是自律神經失調患者。她是一家外商廣告公司的主管，每年負責上千萬的業績，每天總有開不完的會、加不完的班。她的生活就像打仗一樣，被時間追趕著。

S小姐告訴我，她發現自己總是沒來由地胸悶，吸不到氣，嚴重時甚至想立刻衝去掛急診。她在與同事互動的時候，情緒容易亢奮激動，對於人際關係感到困擾。後來腸胃疾病纏身，經常胃抽筋、拉肚子、胃食道逆流……醫師替她開了安眠藥、腸胃藥、鎮定劑等等，還是無法根治。

S小姐每週三會來我的門診用針灸調整經脈，但因為她很怕痛，我從疼痛感最低的耳針，也就是皮下埋針著手。我建議她準備一本筆記本來釐清思緒，把要做的事情一一列出來，隨時提醒自己，刪除不必要的雜事，並且盡量強化熟悉的事物，讓每天的步調更有規律。兩個多月後，她驚喜地發現，那些症狀發作頻率逐漸減少，半年後連中藥都可以停了，只要持續進行針灸保養即可。

何謂自律神經失調

以西醫觀點來說，自律神經由交感神經與副交感神經所組成，分布在全身上下所有的器官，它是不受大腦直接去控制的神經系統，無意識的調節與控制如循環、代謝、體溫、消化、呼吸、生殖等神經系統。

我們可以想像人體就像一部車子，同時有煞車系統，也有油門系統，開車的時候需要踩動油門往前衝，也需要煞車機制讓它停下來。

人體所有的內分泌、血液、體溫一定是維持一個平衡狀態，就像翹翹板一樣，不可能無限制往前衝，也不可能一直停下來。交感神經負責催油門、衝鋒陷陣，副交感神經則負責踩煞車，讓身體休息。例如運動的時候，交感神經會被激發，導致心跳加速、呼吸變快、流汗量增加。等到運動停止後，副交感神經開始發揮作用，它會讓心跳減速、呼吸變緩慢，同時減少流汗量。交感神經與副交感神經，就像兩個默契十足的搭檔，在

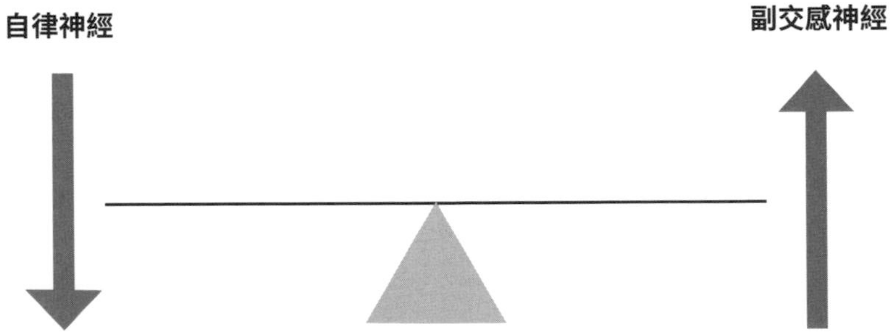

正常狀態下，交感神經和副交感神經可以相互協調制衡，並且以一定的節奏，對體內的內臟器官進行調控。但是現代人因為承受很多外在的壓力和衝擊，平衡的活性就會下降，無法順暢靈敏地調節，這就稱作「自律神經失調」。

以中醫來說，並沒有「自律神經失調」一詞，比較常用的是臟躁、驚悸、奔豚、百合病，來描述患者的狀況。

中醫理論的自律神經失調，是體內陰陽不平衡，治療目標便是陰平陽秘，精神乃治。交感神經與副交感神經必須剛好平和，陽氣要秘而不宣，也就是說陽氣就像火苗，必須秘藏在身體，而不是到處爆發出來。

為什麼會自律神經失調呢？除了有些人天生會給自己很大的壓力，年紀也有關係。就像翹翹板的機制一樣，當副交感神經下降時，交感神經相對升高，變成陰虛狀況，導致虛火上炎；而且當交感神經亢奮的時候，腸胃蠕動會變慢，這也是為什麼當我們在工作時感到緊張，就會開始消化不良，造成中醫說「心下痞滿」，也就是胃脹、腹脹、便秘，久了以後，因為代謝產物一直堆積在體內，很容易變成三高體質。

當然也有相反的情況，就是副交感神經太過旺盛，而交感神經太弱，在陰陽需平衡的情況下，一旦陰的部分太過，就會產生怕冷、血壓偏低、精神委靡且容易過敏。事實上，人體會自然產生抗過敏的抵抗力，然而一旦副交感神經太旺盛而交感神經不足的時候，這個抵抗力便相對不足。

自律神經失調不是病，而是很多症狀的總稱

許多患者像S小姐的案例一樣，很多地方都感到不舒服，但去看每一科都沒有什麼大問題，有些患者甚至會被判斷為身心症，但往往只是自律神經失調。簡單來說，這些症狀並不是哪一個器官出問題，而是日積月累的身心不協調所造成，進而干擾身體的神經系統平衡運作。

西醫針對這樣的症狀，通常是頭痛醫頭、腳痛醫腳。有些醫師看到患者非常焦慮而開抗焦慮劑、鎮定劑，腰痠背痛就開肌肉鬆弛劑，或者睡不好就開安眠藥……因為沒有辦法被診斷是什麼樣的毛病，只能對「症」下藥。

中醫與西醫最大的不同就是辨證治療，去強化神經系統平衡運作的蹺蹺板重心，讓它盡量平衡。

在辨證治療中，分成以下幾種類型：

A、肝鬱、情緒鬱悶型

門診中滿常見的就是肝鬱型女性。肝主疏泄、調節情志，肝又是總管全身的氣，氣是全身從頭到腳都要通，否則阻塞就會產生諸多不適。這類型的自律神經失調，反

應的月經問題便是在肝經通過的地方，例如腿部內側、生殖器還有胸部產生疼痛，所以經前容易乳房脹痛，或是排卵期小腹脹痛，甚至會出血。這些現象也常出現在完美主義者身上，對於月經前後頭痛或其他部位疼痛備感困擾。

調理對策

平常可多飲用花草茶，像是佛手柑、玫瑰都很適合。另外，辛香料如咖哩能打通全身之氣，也可以加入食療；還有金針花料理也能改善此一現象。

B、陰虛、津液不足型

這一型的女性特徵就是燥、熱、動。她們的身體容易潮熱，性格上也屬於比較焦慮、完全停不下來。由於平常

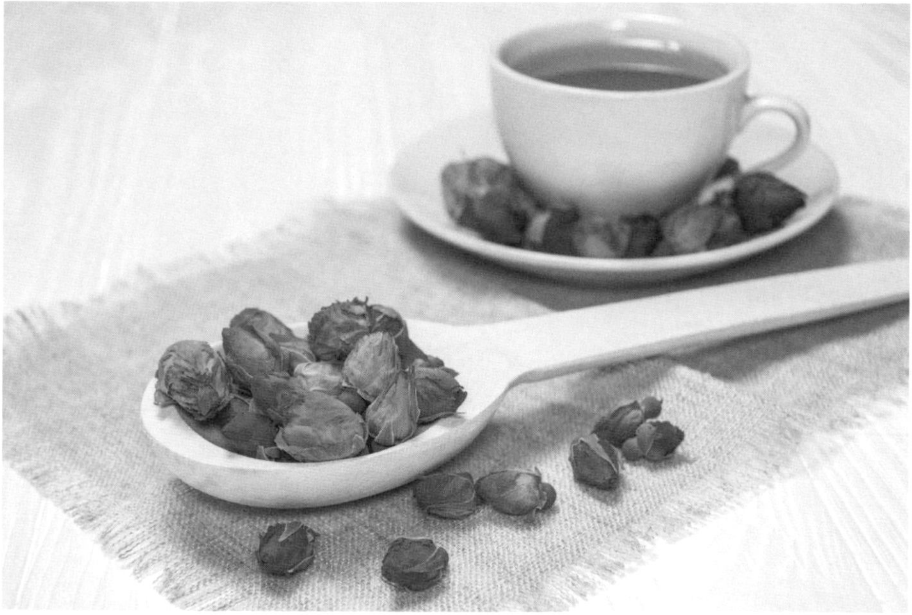

思慮過多，容易出現口乾舌燥、長瘡、心煩到睡不著等現象，也會頭暈、頭痛、耳鳴、健忘，身體經常有烘熱感。這些症狀類似中醫陰虛的辨證，造成的原因和長期的情緒失調、工作勞累以及晚睡有關。

陰虛在不同的臟腑會有不同的表現，這型女性為「心陰虛」，常常會心悸、呼吸急促。還有一種是「脾陰虛」，脾胃陰液即是消化道黏液減少有消化不良、胃熱的症狀。「肝陰虛」的表現是脅下疼痛，脅下在乳房下方，會有悶脹感；另外，因為肝主爪甲，也會出現指甲和頭髮偏乾燥、容易斷裂。「肺陰虛」則是在秋冬之際容易咳嗽、喉嚨乾痛。「腎陰虛」像是男性的遺精早洩，女性的話則反應在經血偏少或是陰道乾澀。

調理對策

滋陰降火、養心安神是調理重點，食療上可以多吃百合、蓮子、木耳、小米粥等食物；茶飲則適合飲用「百合浮小麥安神茶」（參考第一百六十四頁）。中醫治療上，因為陰液不足容易火氣旺盛，通常我會依患者上火以及乾燥的比例，決定要洩火氣還是滋陰。

C、上熱下寒、冷熱不調型

更年期女性常見上半身流汗、口乾舌燥，下半身卻冷冰冰、心情煩躁的現象。前面提到自律神經會協調身體的溫度，而這一型的患者便是冷熱不調、上熱下寒，上半身很熱，常常想吃冰，下半身卻偏虛寒，腳容易發冷。除了上了年紀之外，也與現代人長期依賴冷氣、少運動有關。因為過度依賴冷氣，身體排汗功能受到抑制。排汗原本是協調體溫的重要管道，一旦出現障礙，會反過來影響體溫的調節。

調理對策

建議多泡熱水足浴，引火下行，飲食避免太過燥熱或寒涼，以平性食物為原則。多運動、跑步、快走，能加強下半身循環，增加肌肉力量，避免四肢冰冷。

D、血液瘀阻、血濁型

這一型可說是綜合以上症狀，從陰虛、冷熱不調到血液瘀阻，也是俗稱的血濁。這樣的阻塞也會造成血液中代謝產物多，不易排出，逐漸形成三高體質。另外，血液循環不佳也會讓患者常有針刺麻痺感，以及色素沉澱特別嚴重，舌上有瘀斑，舌下血管的顏色加深。此型的女性無論是受傷還是長青春痘，疤痕恢復期都會拉長，很久才會恢復。

子宮肌瘤好發於三十五歲以上女性，機率高達百分之二十至二十五，而這一型的女性生殖器長腫瘤的機會較高。

調理對策

治療重點在於疏肝、活血化瘀，使用川七、琥珀、丹參等活血化瘀效果良好的藥物。平時也可以自製茶飲「川七化瘀茶」（參考第一百六十五頁）來調理。

自律神經失調的中醫治療

在自律神經失調的治療上，內服藥物、刺激經絡，各有各的好處。以內服藥或是藥膳來說，可以調節臟腑氣血水不足，或者協調分配不均的狀況，而針灸經絡或是導引患者伸展經絡，可以調節身體對於環境變化的因應能力。

身體的經絡、經脈，依據不同的深度，分為五層，分別是皮、脈、肉、筋、骨。而身上不同大小的經脈、絡脈，就像電線一樣，參與神經血管輸送養分到達全身的工作，如果經脈不通就會產生各種疾病。

我的門診中偶爾會遇到一些患者不敢針灸，那我會建議她們敲打或伸展經絡，

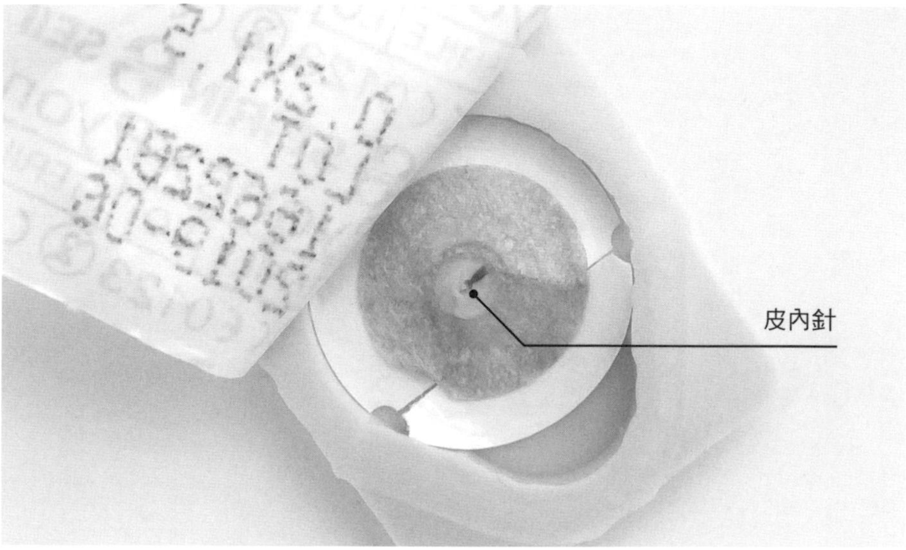

進行非侵入性的治療。不過要特別提醒的是，自己敲經絡或按穴道的話達到微痠、微痛程度就好，千萬不可過於用力。如果嘗試針灸，更深入地調節經脈，除了能夠迅速解決局部的症狀，還可以預防自律神經失調。

所謂解決局部的症狀，像是有些患者頭痛、睡不著或是心悸，在門診中施針後差不多十幾分鐘便能看到症狀消失，但它屬於治標，仍然必須用藥物治本。一陣子之後，患者可能不想再吃藥了，再持續用針灸去調節經絡。

我發現自律神經失調的患者通常對針灸比較敏感，害怕這種侵入型療法。現在中醫也有對策，我們會採用循序漸進的方式，剛開始用皮內針（如圖）或耳針去刺激表皮的絡脈，等患者適應針感之後，再用比較長的體針去深入調節。

自律神經失調首要養心

中醫說的心不只指心臟，「心主血脈」、「心主神志」、「心者君主之官也，神明出焉」，都告訴我們，心是發號施令、統領五臟的君主。心動時，五臟協調混亂，也就是過於勞心、疲倦或思慮過度，五臟不會健康。養心先養神，心神耗散、黯然無神，所以「心神安寧」非常重要，是改善自律神經失調最需要做的功課。

POINT 1 生活節奏要規律

人體血液的流動、內分泌的時間都會隨著天地陰陽之道運作，太陽升起、下降，有一定的規律。當我們保持生活節奏的規律，就不容易失調。不過，現代人工作繁忙，門診中也常見一些患者因為時常出國工作，時差擾亂了生理時鐘，連帶睡眠、飲食都受影響。針對這樣的族群，我會用耳針治療，比方在出國前就先埋耳針，讓時差的不適感不會那麼明顯，或是回國後根據患者的狀況辨證治療，給予一些藥物，緩和身體的不適感。

我也會建議這一類的患者，非不得已，不要讓生活有太大的變動，最好保持每天作息的規律。萬一遇到搬家或是換工作等突發狀況，建議讓身體慢慢適應環境，以免自律神經失調的狀況更加嚴重。

POINT · 2 學習轉換思考，適時放空

現代人的壓力與日俱增，也使交感神經面臨考驗。我建議大家處在高壓的情境下要學習轉換思考，也就是不要一直去刺激交感神經，讓副交感神經有機會運作。

此外，適當地放空也很重要。不要將每天的行程排得滿滿的，給自己留一些喘息的空間，對身心更有幫助。

POINT · 3 五指運動隨時做

所謂的「五指通五臟」，指的是人體的五根手指頭都跟臟腑有所對應。在這邊提供一個非常簡單的養生法，只要有空檔，比方說開會、搭車、在餐廳等上菜的時間，都可以捏一捏、敲一敲指尖來養生（如圖）。

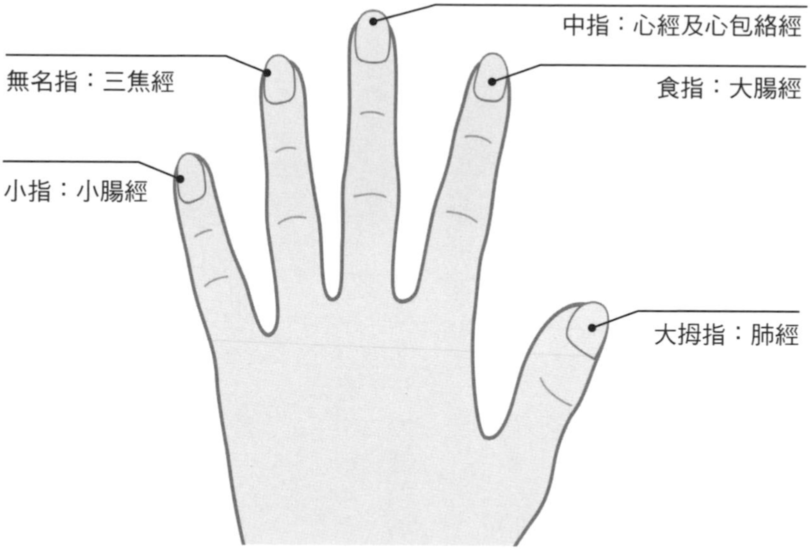

更年前期報到

女性在四十二歲到四十九歲之間，正常情況下，會進入所謂的「更年前期」。更年前期一般指的是四十五至五十歲，也就是正式停經的前五年，因為調節血管的荷爾蒙降低，血管的運作機能逐漸失調，開始有盜汗、心悸、面潮紅這些現象出現。不過，這個階段的女性還會來月經，只是月經量減少、月經週期不規則，並沒有正式進入更年期後那些典型的嚴重症狀。

除了潮紅症狀，此時神經協調方面也比較容易出問題，比方常常會有手麻，合併天氣冷時手腳僵硬的現象。此時女性的動情激素下降，連帶血清素還有乙醯膽鹼素下降，容易出現情緒不佳、憂鬱傾向，常常發怒，影響記憶力及認知力。

還有一種情況是，曾經動過婦科切除手術的女性，由於造成任沖二脈虛損，也會讓停經期更早報到，如此一來負面情緒就會更加明顯。

泌尿問題

女性到了一定年紀，或多或少會有排尿不順、漏尿等狀況，那是因為過了四十五歲之後，動情素分泌減少。雌激素影響人體很多器官，一旦量分泌減少，那麼通往泌尿道的血流相對減少，造成陰道上皮萎縮、摺皺扁平、陰道變窄、子宮頸萎縮等問題，也會容易感染。然而女性的尿道又比男性短，身體老化後膀胱容量也變小。

有些女性在這個年紀已經歷多次生產，骨盆底肌更容易鬆弛。骨盆底肌是身體相當重要的肌肉群，它承載著我們的膀胱、子宮還有腸子，就像底下有一個容器支撐著，這部分的肌肉必須有力才能夠支撐不會下垂。然而一般女性經歷過生產，上了年紀，骨盆底肌很容易鬆弛，引發頻尿、漏尿，嚴重者甚至子宮、膀胱下垂都有可能。

很多熟女自覺有頻尿現象，但要怎麼樣才算頻尿呢？在醫學上的定義是，白天解尿次數超過十次、夜尿三次以上，才算得上頻尿。

頻尿、尿失禁

女性的泌尿問題，隨著年齡增長而老化，泌尿道有個逼尿肌，它的收縮功能也會變得沒有那麼好，有些人甚至來不及跑到廁所就尿出來了。這樣的現象，醫學名詞為「急迫性尿失禁」，可以想像膀胱底下銜接一塊肌肉，收縮功能不佳就像水龍頭沒有關好，而且也關不緊。

骨盆底肌變得鬆弛之後，一旦腹壓升高，像是咳嗽或是大笑，就會隨著腹腔壓力影響產生漏尿狀況，引起很多生活上的不便。在這樣的情況下，會影響患者的睡眠，睡不好又會引發心血管疾病、憂鬱症，甚至讓尿道炎反覆發作，一直處在惡性循環中。

就中醫的觀點來說，泌尿問題跟腎有關，中醫有一句話「腎開竅於二陰」，二陰就是前陰和後陰，所以不論是生殖還是泌尿問題，都與腎息息相關。另外，尿液的貯存與排泄，也是依賴腎與膀胱的氣化作用來完成。

中醫並沒有尿道發炎這樣的名稱，它統稱就叫「淋症」，每一種淋症都是腎虛和膀胱熱引起，所以頻尿、尿失禁患者主要從腎、膀胱、氣機的疏導來調節。

由此衍生出來以下三個證型：

A、脾腎虧虛型

身體的氣和脾及腎都有關係，脾統血，跟我們的營養吸收息息相關。門診中會發現這一型女性面色萎黃、腹脹納呆、大便溏泄、小便清冷，腰膝痠軟，甚至膀胱、胃、子宮或腸子都下垂，叫做「中氣下陷」，也就是臉色比較黃，消化不良、腹瀉、營養不良，小腹總是冷冷的，小便顏色偏白，而且涼涼的，常感覺到腰膝痠軟，臟器都漸漸下垂了。因為氣虛，便會造成器官鬆軟，包括括約肌、逼尿肌等鬆弛，一般的狀況就是小便每次都是一點點，而且頻尿，控制不住。

調理對策

脾腎虧虛型的人可以吃「核桃桂圓粥」（參考第一百六十七頁）來改善精神不濟、腰膝痠軟等問題。中醫治療包括補中益氣丸、六味地黃丸，加一些補腎陽的藥材，如補骨脂、山藥、益智仁等。另外，也會用到艾灸，以艾灸來灸百會穴。艾灸分一般的艾灸跟雷火灸，主要功效是用來回陽，可以幫助身體的氣提升。百會穴位於耳尖跟鼻尖交叉口中央的地方，有些女性患者在生產完造成子宮下垂或膀胱下垂，都會用百會穴來提氣。

B、氣鬱型（氣淋）

這一型女性會看到有明顯的氣鬱，也就是肝氣鬱結的情況，她們往往從年輕時就有月經不正常的問題。焦慮症狀明顯，伴有失眠、心情煩燥、經前胸脹痛、小腹悶脹，尿意頻頻，一直想跑廁所，卻難以順利解尿，同時因為個性緊張焦慮，引起迫尿肌不自主地過度收縮產生頻尿。

調理對策

這一類患者，需要的治療不是「補」，而是「疏導」，可用疏肝理氣加上寧心功效的藥材，如加味逍遙散、甘麥大棗湯，養肝加寧心，減少因過度焦慮導致膀胱收縮失調，讓患者更加放鬆。

C、下焦瘀熱型（熱淋）

尿路感染是不少女性時常有的困擾，這一型的患者，無論是原本好發還是上了年紀容易感染，會形成膀胱黏膜受傷所引起的下焦瘀熱，經常排尿澀痛。我們可以想像一下，一個傷口如果反覆受傷，就會不斷結痂，彈性也會變得不好。這種情況造成患者以為自己又再度感染，驗尿檢查之後指數都正常，還是感覺小便有點痛，其實並不是發炎，是下焦瘀熱。

調理對策

這一型的治療重點在於涼血、清熱通淋、消炎加上利尿。涼血可食用赤芍、白茅根、赤茯苓等藥材，讓膀胱黏膜癒合，恢復保護功能；清熱通淋的藥材則有益母草、淡竹葉、車前子、通草等；食療上可以使用冬瓜、綠豆、薏仁等。為了加速黏膜的癒合，可以利用膠質多的材料，如山藥、白木耳、蕨類、阿膠、魚皮、豬皮等。可以飲用「玉米鬚綠豆茶」（參考第一百六十八頁）來利尿、清熱解毒。

熟齡性福

四十七歲的A小姐結婚十五年，自從三個孩子相繼出生後，她對夫妻之間的親密關係開始興趣缺缺。她每週六都來我的門診，先是自己前來，第二次與先生一起來，最後是兩人分開，結果對彼此諸多抱怨，先生表示想要發生性關係時經常遭受太太拒絕，常找理由和他分房睡。

其實對於四十二歲到四十九歲的熟女來說，這是非常普遍的狀況，臺灣社會趨向保守，很多熟齡女性在性生活上頗有困擾，也只有在尋求女醫師協助時願意多談。性生活原本就是夫妻生活的一環，和眾多疾病一樣，沒有什麼好無法啟齒的。

隨著荷爾蒙的變化，月經週期越來越不規則、內分泌不穩定，缺乏耐心，A小姐與老公的親密關係降到冰點……她告訴我，最令人困擾的就是陰道乾澀問題，常感疼痛，行房後疲累不已，而且腰痠好幾天，還會掉頭髮、皮膚乾燥，是典型的腎陰虛證型。A小姐嘗試過坊間的私密處保養品，但也明白是自己的心理因素居多，那些保養品只是安慰劑，幫助不大。這個年紀的她煩惱孩子的升學問題、公司的人事管理等，壓力已經夠大了，性對她而言，只是另一件令她備感壓力的例行公事而已，能躲就躲。

「性」長期一直被視為一個禁忌話題，時至今日，女性也越來越意識到性生活的重要性。很多人好奇，中醫是怎麼看待性問題呢？孫思邈在《備急千金要方》中《房中補益》篇，還有《玉房秘訣》是古代房中術的權威，都提到每個人必須有「適度有節」的性生活，它有強身長壽的益處，也就是說性生活這件事不只能增進夫妻親密關係，更是養生之道，與個人的健康息息相關。在中醫的觀點，適度的性生活能讓內分泌規律，使卵巢處於健康的狀況，而且能夠促進骨盆腔的血液循環，也能減少婦科的感染。

在門診中像A小姐這樣的女性還真的不少，她們大部分的問題是生活中累積了太多壓力，也有過度勞損的狀況，有些甚至忙到三餐都無法規律地吃，進而影響到營養攝取問題。如此一來，臟腑功能自然會衰退，如果想要保有「性」福生活，就必須回歸到生活層面改善。

性生活過度與性功能低落都有標準

有趣的是，對於性功能低落問題，東方與西方的見解不一樣。

根據生殖醫學會的資料，健康的性愛頻率，年齡十位數乘上九，得出來的雙位數字，前者為週期、後者為次數。

舉例來說，一個在二十年齡階段（二十歲至二十九歲）的人，男女的性愛公式為二乘以九等於十八，也就是說適合他（她）的性愛頻率為十天內過八次性生活；一個在四十年齡段（四十歲至四十九歲）的人，性愛公式為四乘以九等於三十六，即雙方適合在三十天內過六次性生活。

孫思邈則在《房中術》記載，性生活應該是隨年齡遞減的，二十者四日一泄，三十者八日一泄，四十者十六日一泄，五十者二十日一泄。

以四十二至四十九歲的女性來說，在西方的標準，適度性生活為一個月六次，在東方的標準，則是一個月兩次，足足有三倍之差，我想和文化與身體的體質差異有關。

全球百分之四十的女性感到性生活不適

我曾經看過一個研究報告指出，全世界有高達近百分之四十的女性有性生活不適的問題，令人感到驚訝。這份報告是二〇〇五年針對全世界二十九個國家、四十到八十歲的一萬四千名女性進行電話問卷所得的研究，且發現最常見的性欲低落有百分之二十六至百分之四十三，達不到高潮則占百分之十八至百分之四十一。

造成性生活不適的原因

以中醫觀點來說，適當的性生活可以促進骨盆腔血液循環正常、防止月經不調、延緩生殖器衰老萎縮、避免過度充血及小腹悶脹等問題，所以一旦性生活不適，就應該找出原因，做出改善，否則會影響健康。

慢性疾病或用藥

女性感到性生活不適原因有很多，可能是因為血管性疾病或者用藥問題，常見的高血壓、高血脂、心肺疾病、糖尿病、嚴重貧血，都有可能造成骼動脈對陰道和外陰部供血不足，導致性冷感；另外，過度使用安眠藥、類固醇、降血壓藥也可能造成。

老化

除了以上這些因素，影響性功能最大的成因便是老化。中醫對女性性功能障礙稱之為陰痿、陰縮或陰冷。當我們上了年紀之後，影響最多的就是雌激素下降，它會讓陰道變得乾澀、局部充血減少、潤滑液不足，陰道肌肉退化且筋膜變薄，失去年輕時的彈性，造成萎縮等等，這些都是讓性生活無法順利的元兇。

坊間販售不少號稱可以讓女性陰部緊縮的私密保養品，事實上醫學上從未看到相關的實驗臨床報告，這些產品多半是增加局部的濕潤飽滿，無法治本。

有人會問，如果曾經以手術切除子宮卵巢，或是人為停經，在服用雌激素的情況下，是不是就不會有性福問題？事實上並非如此，這裡談到的雌激素，必須是自己生成的才有用，而不是透過外力補充。

除了雌激素以外，雄性激素也與此相關，每個人都有陰陽兩面，必須陰陽平衡，卵巢與腎上腺是女性雄性素主要的合成器官，雄激素也會隨著年齡分泌減少。雄激素相當於中醫講的腎陽，比較偏陽剛一面，隨著分泌量減少，無論是女性還是男性，身體的活動力、欲望都會降低，沒有精神，相對地也會造成性趣缺缺。

性生活滿意要「謹腎」

《黃帝內經・素問篇》論述男女交合時講到：「腎氣充則天癸盈，天癸盈則沖任固，沖任固則胞宮養，胞宮養則子門潤」。天癸即是月經，子門就是陰道，這段原文告訴我們，性生活要健康，除了心理因素之外，還綜合許多生理因素，它同時是經絡、經脈還有臟腑一同協調參與的結果。在中醫治療中，宜調臟腑氣血、調補沖、任二脈、滋陰、溫陽，虛則補之、實則瀉之，也就是說看到氣血虛則補，哪裡缺就補哪裡；「實」是指肝氣鬱結，必須疏泄，讓身體達到陰陽平衡，性生活自然就能正常。

腎藏精，主生殖與老化，一般人以為「腎虧」和男性有關，但其實男女皆有。性生活過度、熬夜、過度的思慮恐懼，都會傷害腎氣，而腎在陰陽氣血總合的虧損就是腎虧。

另外，脾腎之氣足夠，任脈帶脈約束力夠，陰道自然緊實濕潤，也就是說臟腑如果要維持彈性不下垂，跟身體的「氣」密不可分。而氣與帶脈的約束力有關，如果陰道不夠緊實、濕潤度不夠，都與脾、腎、任脈、帶脈有關係。

當我們體內有了充足的腎氣、腎陽，這兩者就像一個蒸汽火車，必須仰賴燃燒煤炭才有動能，燃燒這個動作就是腎陽，當腎陽把煤炭燒起來之後，才有動力去推動火車，氣血也才能在這個溫暖的熱循環中暢通地運行。

臨床上，我們常看到腎陽虛的女性，較容易性冷感，也有易流產的現象。還有一個明顯特徵是患者的基礎體溫偏低，除了面色蒼白、怕冷，時常腰痠，也缺乏熱情。在治療上常以溫腎填精為主，例如人參、巴戟、補骨脂、仙茅仙靈脾、附子肉桂等。

而腎陰虛的女性則容易出現卵巢早衰的現象，可能導致月經不調、不孕。「腎主水液」的功能異常，也就是水液的調節出現問題，會影響到陰道潤滑不足，這樣的患者也會出現面色枯槁、肌膚失去光澤、乾燥黯淡的現象，整個人精神不濟、耳鳴、腦力衰退等等。

腎功能與女性的性生活更是息息相關。有些女性反應行房過後感到不舒服、腰痠背痛，有可能是高潮後充血不退；還有另一種情況則是腎虛，本身已經精神不濟、臉色蒼白，所以行房後會疲憊好幾天；也可能「髓海不充」，就是腎氣原本該充盈骨髓，由於不足，導致骨頭痠痛。在治療上常使用有滋腎陰作用的地黃、女貞子、旱蓮草、冬蟲夏草、石斛等藥材。

一旦腎陰陽失調，如果一段期間不理會的話，還會進一步波及心、肝、脾等其他臟腑，而且年紀越增長影響越大。對女性來說，造成的身體負荷不小。

中醫講「肝腎同源」，腎代表了能量儲存的來源，而肝代表能量的輸出。「女子以肝為先天，以血為本」，肝藏血，血生腎精，腎精又可生肝血，環環相扣，形成一個良性循環。我不斷強調睡眠的重要性，鼓勵大家早點睡，因為「人臥血歸於肝」，必須躺著才能讓血液流到肝，好好保存。一旦陰陽協調得好，性生活也會越來越順利。

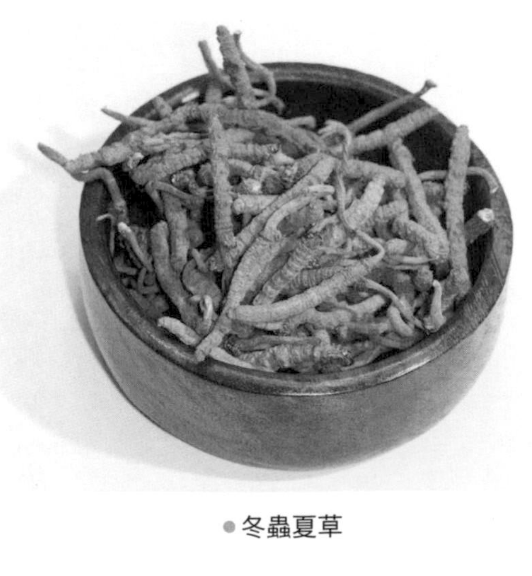

● 冬蟲夏草

很多女性患者會問我，習慣了當夜貓子，晚上十點、十一點怎麼睡得著？我告訴她們，如果真的睡不著，靜靜躺著都好，千萬不要躺在床上滑手機。

性行爲的哪一階段，妳想喊停？

在攸關女性性福的治療中，患者比較願意對女醫師敞開心房，訴說自己的問題。而說明越詳細，越可以幫助醫師準確判斷，對症下藥。

女性在性生活過程中會想喊停，主要是出現不舒服的狀況。然而不要小看這樣的不舒服，在不同的階段中喊停，有著不同的病理意義。

第一階段：男性生殖器剛進入

如果是性行為時剛進入的時候便感到不舒服，原因通常為腎精腎陰偏弱，也就是陰道乾澀或精神緊張，造成陰道痙攣。

第二階段：性行為進行時

如果在性行為進行中感到不舒服、疼痛，可以先看看是不是姿勢造成的不舒服。如果換了姿勢依然沒有減輕疼痛，我會建議到婦科進行深入檢查，有可能是子宮內膜異位、生殖道有異物，甚至長腫瘤，一碰到就會痛，也要注意是否有出血的現象。

第三階段：性行為進行後

有些女性反應行房過後感到不舒服、腰部痠痛，有可能是高潮後充血不退；還有另一種情況是腎陽虛，本身已經精神不振、臉色蒼白，所以行房後會疲憊數日；也可能「髓海不充」，也就是腎氣原本該充盈骨髓，但因為不足，導致骨頭痠痛。

行房最佳時間點

養肝腎最好的子時覺就在晚上十一點到凌晨一點，而男女行房最佳的時晨為亥時，也就是晚上九點到十一點。亥時是十二時的最後一個，代表生命輪迴的準備階段，以中醫觀點來說是陰陽最相和合之時，剛好性生活完需要充分的休息，此時就可以準備入睡了。

「亥」的古字上面兩個橫字代表陰與陽，下面是兩個人，前面代表女人，後面代表男人，也有女人挺著肚子、懷孕的意象，代表這個時辰行房，男女最能達到陰陽平衡。這對現代人來說有點困難，很多忙於工作的夫妻甚至到了晚上九點都還不一定能下班，但如果偶爾時間允許的話，晚餐過後七點到九點是走心包經，代表身體要準備休息，夫妻可以散散步來幫助消化，以聊天來培養感情，到晚上九點準備交合。而亥時除了最利於陰陽平衡，也容易孕育健康的孩子。

性愛之前的準備工作

女性的性生活不適或障礙，除了尋求醫師協助，也可以透過一些準備，達到放鬆、增進血液循環等功效。這些事前準備對夫妻來說，也能成為甜蜜的性愛前戲。

足浴

用熱水泡腳，搭配活血的中藥如紅花、老薑、當歸等，將藥材煮出藥汁約十分鐘之後，加溫水調成足浴，讓身體變得暖和、增強骨盆腔的循環，同時也有減緩經痛、安神、助眠的功效。

按摩穴道

在診間我會使用艾灸為患者針灸湧泉穴、腎俞穴，在家也可以透過按摩這兩個穴道，提升腎功能。

性福晚餐

食療仰賴平日的累積，晚餐可多吃補腎食物，如黑色食物或富含膠質、維生素E的食物，助腎且增加陰道潤滑度，同時加入浪漫元素，也有催情的功效。例如「暖腎酒」、「韭菜海鮮湯」（參考第一百六十九頁、第一百七十一頁）。

芳療催情

透過嗅香能促進感官、影響健康，可使用純嗅香或精油按摩，還可以加在浴缸來個夫妻雙人泡澡。用有催情功效的精油如玫瑰、茉莉、依蘭，針對腿部內側肝、脾、腎三經絡按摩，可達到催情及補腎的功效。

四十九歲之後，為老年預做準備

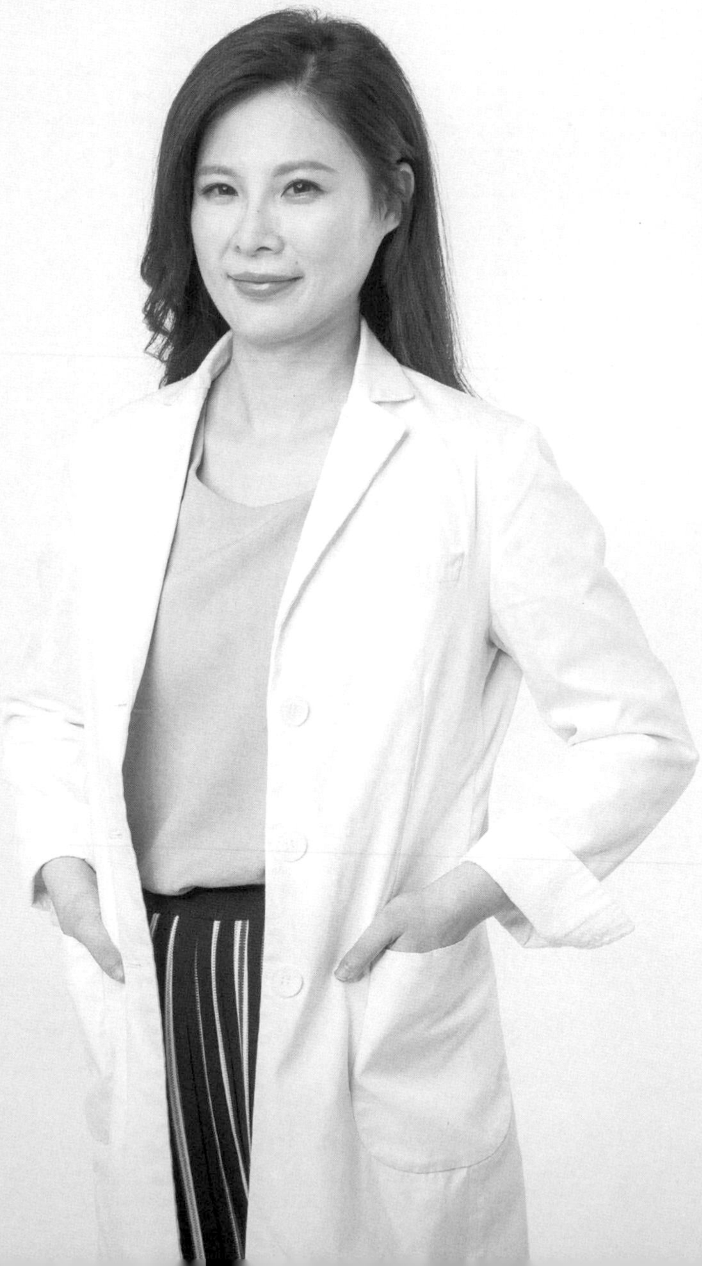

女性到了這個階段，孩子多半已上大學或進入社會就業，面臨空巢期。當她們一個人待在家的時間變長，心情上往往出現失落感，加上更年期的諸多症狀，更需要家人的體諒和關心。

每個人都會面臨更年期，它只不過是人生中的一個過渡期，之後的人生還有三分之一的時間要過，老後的健康維持與生活品質才是我們最需要關心的。換個角度去想，當孩子長大了，操心的事情比較少了，也更能放手去做自己想做的事，不是很好嗎？

在正常情況下，更年期報到，腎氣會越來越衰弱，最常見的就是骨質密度急劇流失，骨質疏鬆會讓關節潤滑減少，而女性骨鬆的情況會比男性嚴重，必須小心預防跌倒意外。有研究指出，老年人髖關節骨折造成死亡的比例甚至比癌症更多，所以一定要想辦法將家裡環境的安全指數提高，減少跌倒的機會。

更年期引發的影響，任沖脈衰，氣血循環不好，連帶著心血管疾病、高血脂問題等會在停經期後罹患比例飆高。必須留意的是，這些症狀一開始都以疲勞表現，會讓熟女們以為不過就是上了年紀，體力大不如前，多休息就可以好轉；有些人認為自己一輩子不抽菸、不喝酒，怎麼可能會罹患這些慢性病？因此定期的健康檢查是極為重要的，才不會錯過治療的黃金時機，等到有明顯的症狀時，往往是致命的一擊，為時已晚。

正式停經

女性在正式停經前後二到四年，雌激素會大量減少，此時就叫做更年期，而更年期所產生的相關症狀則稱為更年期症候群。

怎麼樣才算完全停經呢？在更年前期可能就開始感覺到月經不規則，到了更年期之後，可能三個月來一次、半年來一次，最後超過一年完全沒有來，就是正式停經期。

在這段期間最需要注意的，就是月經走了又來。很多患者因為吃大量的營養補充品，月經又來了，問我這是不是回春現象？事實上有可能不是回春，而是其他的婦科問題，比方生殖器長腫瘤，必須透過檢查才能確定出血的原因。

如何知道停經期來臨？

超音波檢查

利用陰道超音波檢查，可以得知子宮內膜是否有萎縮及陰道分泌物的狀況。

抽血檢驗

女寶寶出生的時候約有十五至五十萬個卵，初經來之後，只剩下四百至五百個卵泡，每個月會有一顆成熟排卵。從初經到更年期約莫十二歲至五十歲，直到排到最後一顆卵就不會來月經了。

抽血檢驗可得知腦下垂體濾泡刺激素ＦＳＨ，如果ＦＳＨ大於十四，或是抗穆勒氏管荷爾蒙ＡＭＨ小於二，得知卵巢剩餘的卵泡數，都代表卵巢功能衰退，正式進入更年期。

很多不孕的患者就是經由抽血驗出來，ＡＭＨ零點多都有，那就是還不到更年期，卵巢已經提早耗損了。

補腎、調肝、健脾，迎戰更年期

有些女性四十歲就可能產生卵巢早衰的現象，除了先天疾病造成本身的濾泡就比較少以外，也可能是自體免疫的疾病攻擊自己的卵，然而以現代社會的生活方式來看，最大的兇手還是壓力。這樣的患者，腎氣提早耗衰，出現月經量逐漸減少或週期不規則、潮熱等症狀，不宜催經，千萬不要隨便服用市售的四物湯、中將湯或自己亂抓藥材回家煮，只求月經來就心安，而必須去正視為什麼月經會失調，從五臟六腑做調整。

月經要正常，一定是五臟六腑氣血協調的結果。無論是卵巢早衰還是更年期，在中醫會稱之為臟燥、鬱症或是絕經前後諸證，治療重點在於調理肝、脾、腎。中年之後腎氣漸衰，沖任虛衰，引起臟腑機能失調，是根本的原因。再者，這個年齡的腸胃功能也會減低，吸收力變得比較不好，氣血的原料來源也會受限，因此從這三大重點著手，才能改善更年期帶來的不適感。

對策一：調肝健脾

肝鬱火旺，是發病的常見誘因，如果代謝產物多，痰濕或瘀血阻滯，常使病情加重。肝鬱影響的就是負面情緒，火旺則反應在更年期臉部潮熱、潮紅，如果腎水不足，患者本身又有高血脂、三酸甘油酯或高膽固醇的痰濕體質，就會讓病情更加嚴重。大家可以想像，倘若火已經太旺了，垃圾又堆積得這麼多，阻塞情況便會更嚴重，甚至產生過敏。

「肝腎同源」，這兩個臟腑是會互相影響的，也就是說肝有問題，腎一定也有問題。一個人四十歲過後，腎陰漸不足，加上現代人電腦、3C產品使用過度，「久視傷血，日久傷肝」，而肝藏血，藏血的功能就是儲存對身體有用的血，會讓月經量減少、陰不制陽、肝陽上亢，因而容易生氣發怒。

另外，血是屬於陰陽的陰，陰不足相對地就會導致陽升高，時常感到壓力又容易生氣，氣傷則氣虛。

這個階段的女性，不只工作，還要面對家庭的壓力，思慮過度導致肝鬱氣滯，在經期感到乳房脹痛，進而損傷到人體臟腑。肝鬱犯脾，則會有消化不良的狀況，月經週期也會不固定。

◎調理重點

這個階段越是焦躁不安、肝血肝陰則越容易消耗，日子久了就容易造成眼睛疲勞、視力模糊、四肢麻木、頭暈等問題，所以調理的重點在疏肝。

有利疏肝的像是辛香料，如茴香、芹菜、鬱金等，還有充滿香氣的花茶如洋甘菊、薰衣草等等，都可以當成食療，且這些食材能抗氧化、幫助提振精神，讓情緒比較好。

對策二：腎陰虛

我們人體吃進去的營養物質，透過腎轉化為腎陰精華，可以滋養人體的五臟六腑。但是到了約四十五歲之後腎陰精華便逐漸衰竭，而且衰退得非常快。在古代，婦女因為多產的緣故衰竭得快，但現代人則不同，因為熬夜、操勞、過度消耗等等導致陰液不足，也就是腺體的分泌物變少，久而久之造成身體變乾燥，如眼睛乾澀、陰道乾澀、上半身燥熱、面潮紅，感覺像發燒，或是容易盜汗、口乾舌燥、腰痠背痛。

雌激素本身對大腦皮層還有鎮定的作用，當雌激素開始減少時，鎮定大腦皮層的功能減弱，就容易亢奮，造成所謂的心腎不交。也就是說水火應該是相交的，火要溫暖腎陰，腎陰牽制心火避免太過旺盛，當腎陰慢慢減少之後，相對地火氣就會變得比較大，「虛火上炎」，情緒就會容易波動。火氣大的話皮膚會開始泛紅粗糙，加上腎的精華在毛髮，頭髮也會顯得比較乾枯。

◎調理重點

治療上利用養陰填精的中藥如枸杞、何首烏、熟地、白芍或方劑六味地黃丸。火氣大往往伴隨睡眠障礙，多用養血滋陰、安定心神的藥材如百合、地黃湯、甘麥大棗、龜板、地骨皮、知母。

在日常生活的食療方面，可以多吃深色、黑色系的食物，像黑豆、莓果、黑芝麻；海鮮也是補腎陰很好的食物，山藥、蝦子、海參、花膠都很適合；火氣大的時候可以吃一些涼潤的食物，像是冰糖水梨、木耳、蓮藕、燕窩。

對策三：腎陽虛

腎陰虛在更年期最常見，但由於陰陽互相影響，剛開始是陰虛，虛衰到一定的程度就會成為腎陽虛。陽虛原本就出現在有貧血狀況、先天體質虛、大病過後或是過於操勞的人身上，造成氣血虛衰，腎陽就如身體的能量和火爐，「久病及腎」就是這樣來的。

這一型的患者有一些明顯的特徵像是臉色蒼白、整個人沒有精神和動力、手腳冰冷，似乎對任何事情都不感興趣，且會出現頻尿、經痛的狀況，也會有性生活的障礙。

◎調理重點

治療上的藥材包括附子、肉桂、菟絲子、仙茅、仙靈脾。

過了停經期，月經又來怎麼辦？

停經後的女性們，除了熟知的心血管疾病和骨質疏鬆，還有一個大家很容易忽略的問題，就是正式停經之後月經又來。很多熟女以為這是回春，但其實不然，有可能是吃了太多補品或其他原因造成異常出血。中醫稱此現象為「年老經水復行」，是因為肝脾的協調能力出問題才產生。

「肝藏血、脾統血、氣攝血」是正常的生理功能，想像一下氣推動血流，肝是道路，道路順暢就必須以氣做為導航，引導血路行走。而停經後又來的現象即是「肝不藏血、脾不統血、氣不攝血」。

還有另一種原因造成異常出血，就是生殖器長腫瘤，加上更年期之後女性罹患婦科癌症的機率升高，一旦停經一年，月經卻又來的話，一定要盡快做檢查。

心血管疾病

女性在停經後的脂蛋白比例變化，會造成血管阻塞的機會增加，血脂、膽固醇的指數也會上升，導致心血管疾病增加。由於荷爾蒙的改變，脂肪會慢慢囤積在腹部，這是為什麼中年發福的女性多半胖在肚子的原因。脂肪囤積在腹部，是因為重要的器官如肝臟、胰臟都集中在此，會形成脂肪肝或糖尿病，如果沒有飲食控制配合足夠的運動，就會不斷惡性循環下去。

女性還年輕的時候，心血管疾病發生機率不高，但過了更年期之後，缺乏荷爾蒙的保護，發生的機率就跟男性不相上下！以同樣二十五歲心臟病發生的機率比較，女性僅男性十分之一，但在七十五歲後，兩者發生率便差不多。

瑞典有研究發現，如果女性更年期提前在四十歲到四十五歲就報到，比較容易出現心臟衰竭，特別是有抽菸習慣的女性風險更高，不可不慎。

男性在心臟病發初期的症狀可能是胸悶、胸痛、血壓不穩，往往可以立刻察覺，但女性的表現卻是疲倦、失眠、背痛，讓不少人以為只是更年期作祟，或是平常工作太過勞累所致，易被忽略，但它卻可能是心臟病的前兆。

關於經絡的心經循行，從左圖可以看出，心經通過的地方除了心臟，還有咽

心經循行

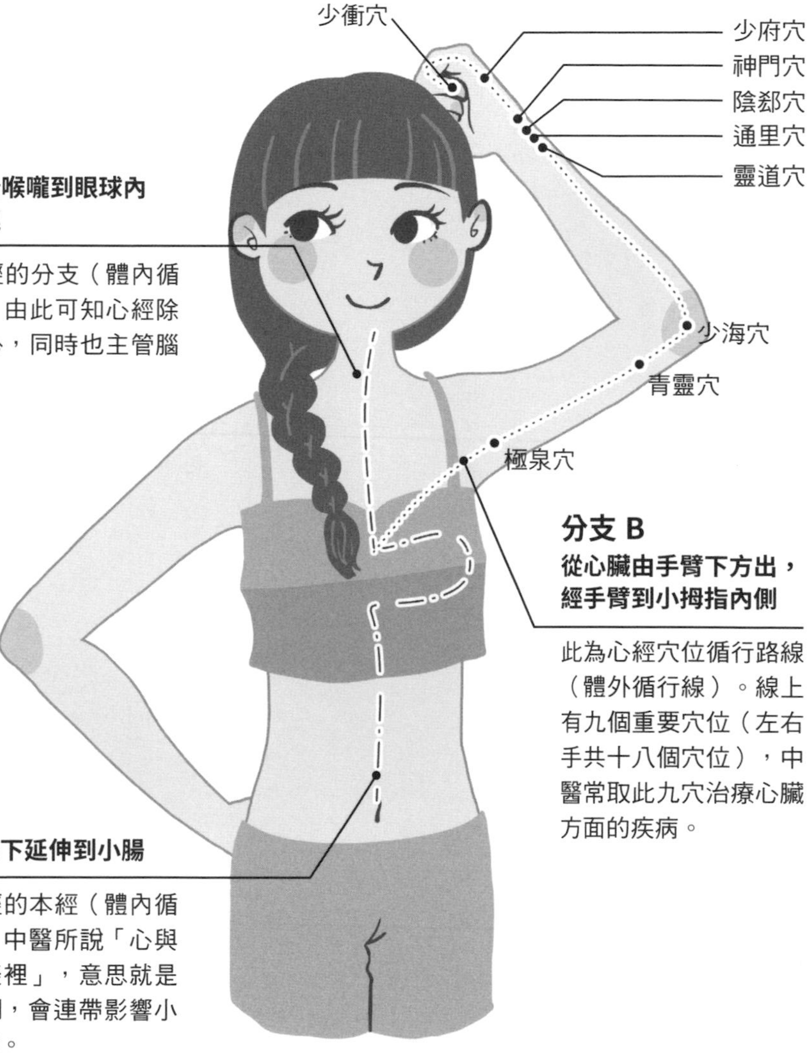
少衝穴
少府穴
神門穴
陰郄穴
通里穴
靈道穴
少海穴
青靈穴
極泉穴

分支 A

從心臟沿喉嚨到眼球內與腦相連

此為本經的分支（體內循環線），由此可知心經除能量養心，同時也主管腦部活動。

分支 B

從心臟由手臂下方出，經手臂到小拇指內側

此為心經穴位循行路線（體外循行線）。線上有九個重要穴位（左右手共十八個穴位），中醫常取此九穴治療心臟方面的疾病。

分支 C

從心臟往下延伸到小腸

此為心經的本經（體內循環線），中醫所說「心與小腸相表裡」，意思就是心若失調，會連帶影響小腸的運作。

部、腹部、臉部、手臂尺側。許多心臟功能出問題，初期可能出現不是心絞痛，而是胃痛、上腹不適、咽喉痛、頸痛、冒冷汗、失眠、手臂虛弱無力等現象。

要特別提醒的是，如果女性感覺異常疲乏，是冠心病的重要先兆。心肌梗塞前期都有些徵兆，剛開始是胸悶，胸口微微刺痛，吸氣吸不飽的缺氧狀態，或循環變差、下肢容易水腫。許多六十五歲以上婦女，會有多種病因伴隨並存，例如高血壓、高血脂、五十肩肩背痠痛等等。這些複雜又不典型的疾病表現，必須由醫師詳細檢查問診及每年定期做健康檢查，才能預防因心血管疾病發作而猝死的悲劇。

中醫的觀點

中醫沒有「心臟病」這個名詞，心臟病對應到中醫古籍記載，是屬於「胸痹」、「心痹」的範疇。「痹」即閉阻不通之意，指胸中氣血閉阻塞滯。導致心臟機能失調的病症，如「胸痛徹背」、「背痛連心」這些形容詞，即胸痛到扯到背部的肌肉。

女性過了更年期後，很多是本虛標實。本虛是指心脾腎、氣血陰陽虧虛，標實是指寒凝、氣滯、痰濁、血瘀等病理產物。而中醫所講的「心」，除了血液循環系統，還有中樞神經系統。臨床上常看到高血脂的人終生沒有心臟病；相反地，很多沒有三高疾病的人卻因焦慮、壓力的生活形態引發心臟病，也就是說除了心臟本身機能缺失之外，其他諸如精神壓力、情緒起伏和睡眠品質不佳，也是引發心血管疾病的元兇。

望診

心臟病的高危險群，望診可以見到耳垂冠狀溝（如圖），罹患心血管病高達七至九成。

舌下青筋、指尖膨大杵狀指等。

◎調理對策

在治療上應該採用標本兼顧，即調補氣血陰陽的同時兼用活血化瘀、除痰通陽等法，以提高療效。

中醫會採用氣陰雙補、活血化瘀及除痰濁的藥物，如川七、紅花、丹參、琥珀、山楂、茯苓、紅麴、陳皮。特別一提的是大家都知道紅麴對保護心血管有功效，能降低膽固醇。

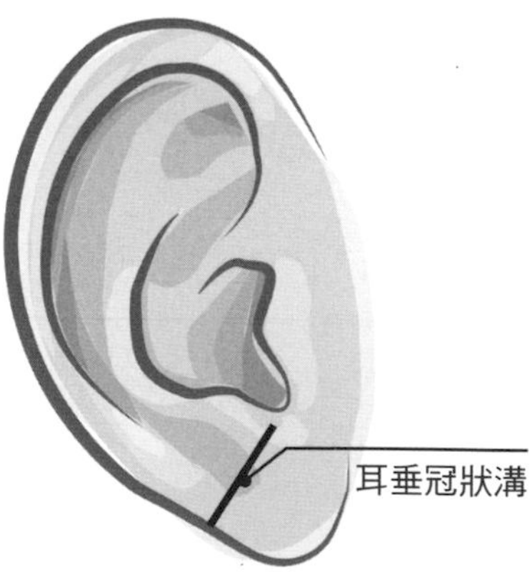

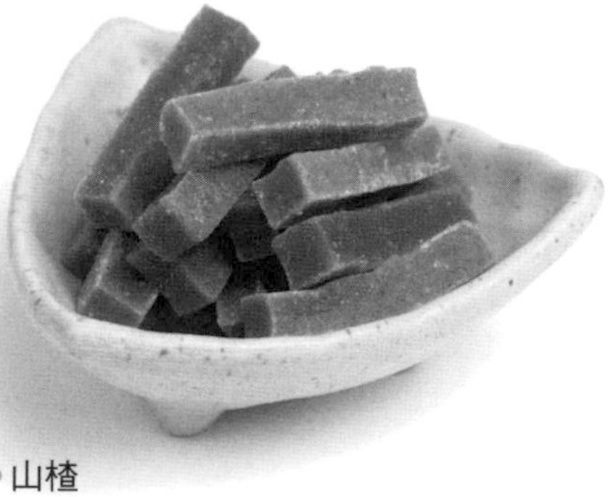

●山楂

坊間許多紅麴保健食品有小綠人標章，但僅為經動物實驗的保健食品。目前藥品級的只有衛生署核可的「壽美降脂一號」，它是處方而非保健食品，是經人體試驗、唯一一款中醫可以開出的西藥膠囊。不過要提醒的是，降血脂藥物不是吃越多就越好，無論是藥還是保健食品都有其交互作用，尤其服用西藥、降脂藥時，切忌再同時服用壽美降脂一號，在醫師開立這個處方之前，必須告知是否有服用相關的藥物或保健食品。

許多人求助於中醫，以為可以根治，換一顆新的心臟，但我要給大家一個正確的觀念，中醫治療是協調五臟氣血功能，使原本受損的心臟功能逐漸恢復，減少再度傷害，或是在中西藥併行之下減少藥物的副作用。例如許多人服了治療心血管的西藥，其中有抑制中樞神經或舒緩心肌收縮的功能，會有乏力、倦怠等副作用。而中老年女性有許多是脾胃氣虛的體質，生化氣血來源缺乏，導致精神元氣大大受損，可以運用中藥活血化瘀之餘，酌加補氣、健脾胃，改善生活品質。這裡推薦一款「護心茶飲」（參考第一百七十二頁）給大家做為日常保健飲用。

心肌梗塞如何急救？

有危險狀況的表現，突然有猝死或心肌梗塞的徵兆，胸悶、呼吸困難、噁心、冒冷汗、頭暈，甚至失去意識昏厥時，如何急救？

急救五步驟

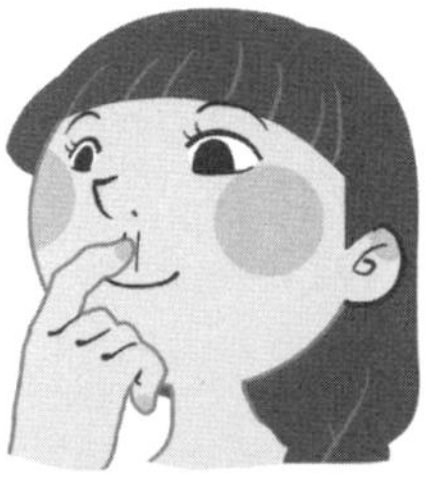

1. 切人中

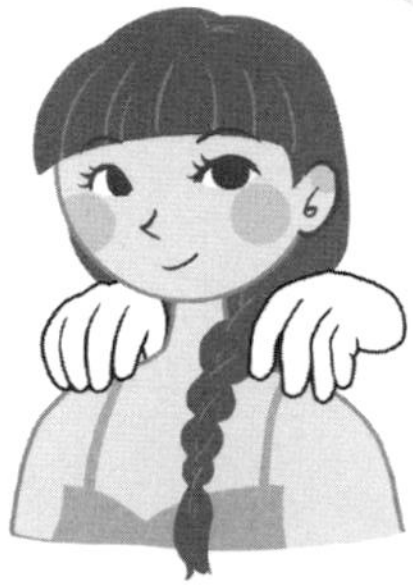

2. 抓肩井

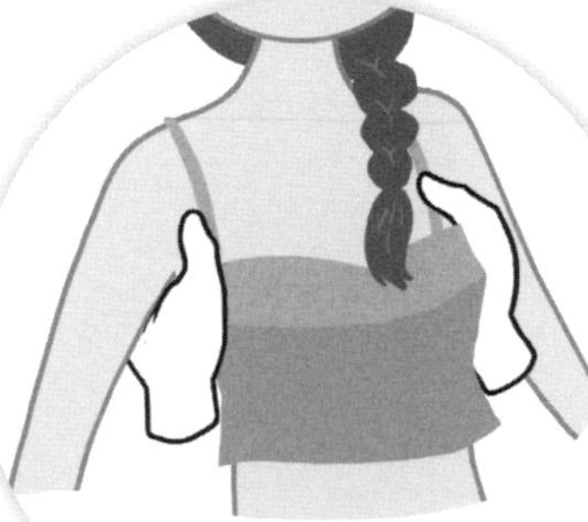

3. 抓腋下

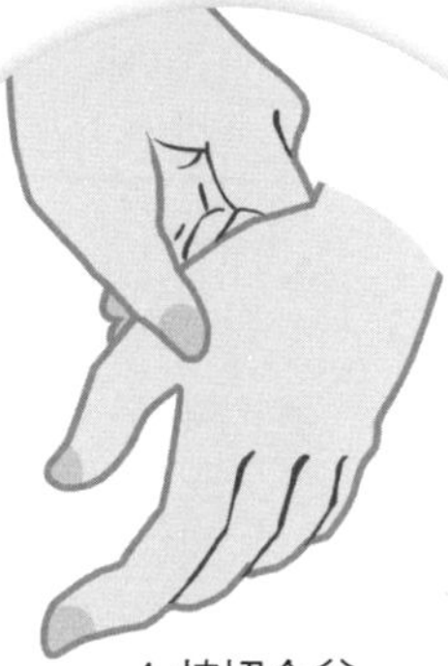

4. 按切合谷

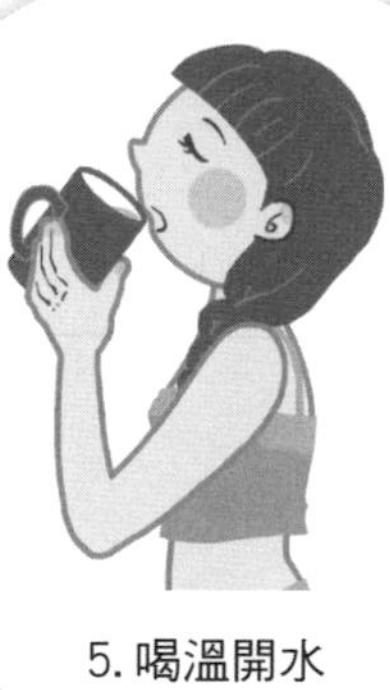

5. 喝溫開水

骨質疏鬆

更年期還有一個需要特別注意的問題就是骨質疏鬆，上了年紀的人，因髖關節骨折而致死的機率甚至比癌症還高。

女性過了三十五歲，骨本會隨著年齡慢慢的減少，所以鼓勵女性在三十五歲前一定要存夠骨本。骨質疏鬆一開始是不會有感覺的，直到常常感到腰痠背痛，背越來越駝，而且每次量身高都變得越來越矮，才會開始意識到這個問題。骨質疏鬆嚴重的話，有可能打個噴嚏、輕微跌倒，就會造成不小的意外，所以上了年紀的女性一定要特別小心，尤其居家安全措施必須做好。

女性隨著更年期的報到，動情激素減少，會造成骨骼中鈣質的析出，而且降低維生素D的活性。偏偏這個年齡腸胃道吸收並不如年輕，即使吃一樣的食物，對於鈣的吸收也沒有那麼好，導致骨質密度減少，就會越來越疏鬆，造成腰痠背痛等現象。如果用影像學去看骨質疏鬆的骨頭，會發現中空而且疏鬆，就跟海砂屋一樣，其實是骨頭因疏鬆而變薄、變脆弱，並且容易造成骨折。

中醫的治療對策

中醫稱骨質疏鬆為「骨萎」，由於腎主骨，因此骨萎除了與腎氣衰竭有關，也與任督二脈衰竭相關。一般人往往有個錯誤的迷思，以為面對骨質疏鬆問題，只要不斷補鈣就好，許多老人家也會吃維骨力來避免骨本流失。事實上如果腎氣沒有調節好，那麼再好的保健食品都吸收不了，所以腎氣一定要充足。

腎為先天之本，補強之後，後天的氣血循環才會好，並且發揮真正的功能。中醫對於骨萎的治療重點就是補腎，藥材上常常會使用補腎的左歸丸、右歸丸、龜鹿二仙膠，補脾胃氣血的八珍湯、六君子湯。保健食品當然可以吃，但同時調節腎氣，才能讓吸收更好。因此除了葡萄糖胺或維骨力等保健食品外，建議從補充腎氣著手，例如龜鹿二仙膠、杜仲、獨活、肉蓯蓉、熟地、大補精髓，可促進成骨細胞增殖，抑制破骨細胞活性，並且經由腎氣系統的提升，補充全身的骨本。

骨質疏鬆飲食對策

骨質疏鬆，可以透過X光骨質吸收儀來測量骨質密度，其結果會與正常成人最高密度相比較，若標準差低於二點五即為骨質疏鬆症。

根據衛生福利部食品藥物管理署資料指出，國人鈣質建議攝取量如下：

- 一至三歲：五百毫克
- 四至六歲：六百毫克
- 七至九歲：八百毫克
- 十至十二歲：一千毫克
- 十三至十八歲：一千兩百毫克
- 十九歲以上成人、銀髮族：一千毫克

三十五歲前是存骨本的黃金時機，我建議女性在二十八歲前就要開始積極保養身體，因為三十五歲之後的保養主要在延緩老化，而非增加骨本。但要特別提醒的是，含鈣食物不是吃越多越好，補過頭也會讓骨頭變脆、變硬，萬一跌倒反而更加危險。除了鈣的攝取之外，膠質的攝取也很重要，讓骨頭同時富含韌性與彈性。

平時可在飲食中多攝取富含鈣質的食物，如乳製品、芝麻、小魚乾、豆腐、深綠色蔬菜、枸杞；另外多攝取富含維生素D食物，如蛋黃、沙丁魚，搭配多曬太陽，對骨頭也有幫助。膠質也是攝取的重點之一，如雞腳、豬腳、蹄筋、花膠都是膠質豐富的食材及藥材，它們除了補充身體的膠原蛋白，也有助於美容養顏。

要對抗心血管疾病，全身性大肌肉運動是最重要的，但要對骨頭有幫助，重點則在於「負重」，讓骨頭承受一些重量，可以刺激骨小梁的增生，如散步、慢跑、爬樓梯、騎腳踏車、打球，再配合負重運動如舉啞鈴、沙包等。

更年期的飲食補充

更年期的女性們對於「大豆異黃酮」（Isoflavone）這個名詞一定不陌生。異黃酮又稱為植物雌激素，是一種類似女性荷爾蒙的天然植物性化合物，能夠與雌激素受體結合。在我們吃的食物中，大豆、味噌、月見草、葛根、山藥、黃豆、黑豆、毛豆、豌豆、四季豆、地瓜、花椰菜、芹菜及菇蕈類中都有這類成分，由於存在於大豆中的含量最多，所以通稱為大豆異黃酮。

不過，大豆異黃酮針對更年期各種症狀非萬靈丹，它有預防效果，卻沒有治療效果，單純能改善熱潮紅的現象，但也必須吃非常大量才能見效，而那個量卻非腸胃所能負荷。所以平常多平均攝取含異黃酮的食物、均

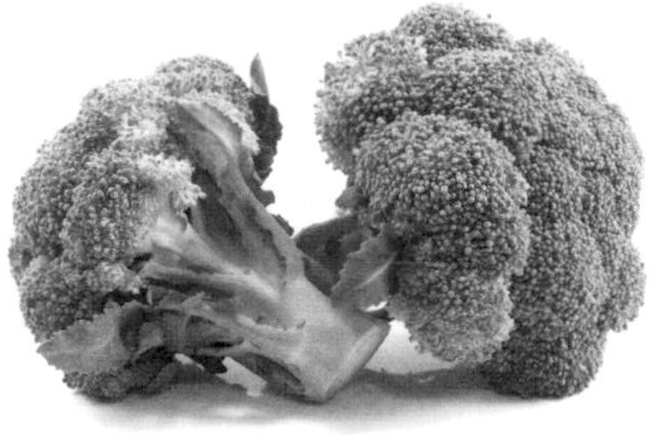

●花椰菜

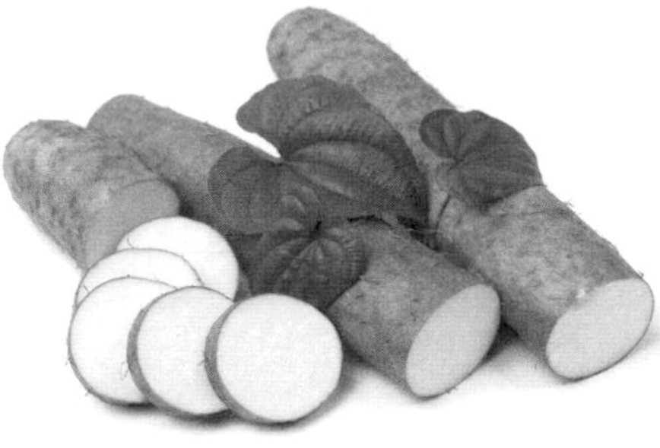

●山藥

衡飲食為佳。

女性的卵巢究竟需要什麼樣的營養呢？卵巢分泌雌激素，雌激素也提供卵巢營養，除了大家熟知的維生素E可促進性激素分泌外，堅果類、蜂王乳、海鮮類也可以，加上足夠的鈣、鎂及維生素B群，可以緩解身心壓力。另外，中年以後保有規律的性生活較不易老化，因為致使卵巢可以分泌雌激素，藉由交互作用反過來提供卵巢養分，所以除了飲食之外，一個人的荷爾蒙飽和量也會影響卵巢老化程度。

常見迷思

更年期一定會不舒服嗎？

面對更年期，每個人的體質都不同，症狀的差異也很大，有些人沒有什麼不適感就過去了，有些人卻會產生相當多的症狀。

這其中的差異，有一個關鍵，就是年過四十歲一定要積極保養，包括月經前後搭配進補的藥膳或中藥，讓腎氣衰退的速度不要那麼快，也可以減緩荷爾蒙像溜滑梯一樣下降的速度。中醫的重點在於補腎氣疏肝，切勿自行亂進補，應由醫師診斷之後給予中藥及藥膳的建議。很多熟女以為月經過後就是吃四物湯，但四物只是補血，況且也不是每個人的體質都適合四物進補。

補充植物雌激素會引發婦癌？

雌激素有兩種接受器，雌激素接受器-α與子宮、乳房有關，而雌激素接受器-β則與心血管、膀胱、骨骼和皮膚有關。事實上異黃酮類對β的親和力比較高，所以對心血管、骨骼等器官有幫助，但對α則沒有那麼有幫助，所以並不用過於擔心。況且一個正常女性要吃到造成健康影響的量也很難，所以如果生殖器真的長了腫瘤，有可能是其他原因造成的。

另外，異黃酮也具有雙向調節的作用，女性在缺乏荷爾蒙的時候，異黃酮素會補充荷爾蒙的不足，但是如果荷爾蒙已經過量了，異黃酮則會與雌激素產生競爭，減少雌激素對乳房和子宮內膜的刺激，形成保護作用，因而減少這兩個器官發生癌症的機會。這也是為什麼在流行病學中，亞洲婦女的乳癌盛行率低於歐美，與歐美國家多半攝取高脂肪、高熱量飲食，而亞洲把黃豆當成常吃的食物有關。

更年期不適，補充大豆異黃酮就好？

根據研究，大豆異黃酮只能緩解部分更年期婦女的熱潮紅，但女性更年期的症狀很多，有些需要醫療的協助，若只是盲目吃大豆異黃酮幫助並不大。此外，想要靠著吃大豆異黃酮解決熱潮紅，那麼每天需要吃高達四公斤以上的黃豆，而顯然非一般飲食的攝取量。建議女性在四十歲之後，就可以多從天然食材中攝取大豆異黃酮，不但安全，也富含其他營養素，對身體有全面性好處，並不需要拚命吃萃取的保健食品。

更年期食譜

補腎助眠茶飲

中醫的方劑本身就有甘麥大棗湯，利用裡面的藥材做成茶飲不但方便，這幾種藥材加起來味道甘甜，非常好入口，可當作日常飲料喝，一天飲用一千CC即可。

酒釀豆漿（參考第一百七十三頁）

東方女性對豆製品接受度很高，如果加入一些變化會更美味。酒釀豆漿香氣迷人，而且可以當成早餐，喜歡水果的女性還可以加一些蘋果丁進去，營養更豐富。冬天吃不妨加點薑，有薑汁豆花的味道，好吃且助消化。

酒釀則是糯米發酵製成，作用是益氣、生津、溫經，許多豐胸食譜都少不了它。酒釀中的麴菌可增加腸道益菌、改善腸胃機能及排便。桂花溫胃、理氣散瘀、風味絕佳。

杜仲腰花（參考第一百七十五頁）

中醫講「以形補形」，雖然以營養學來看豬腰只有蛋白質，而中醫的理論認為它是入腎經，先決條件是使用的豬腰子必須處理得很好、很乾淨。這道杜仲腰花取其以形補形，杜仲補腎陽、枸杞滋腎陰，對於更年期腎虛腰膝痠軟、眩暈、頻尿以及更年期前預防卵巢早衰都有功效。

更年期的皮膚困擾

更年期女性面臨了年華老去、容貌老化的無奈，這時期常見的潮熱、乾燥敏感，連西醫也束手無策。

四十八歲M女士因皮膚不適來就診，我從望診中看到她兩頰皮膚泛紅脫屑，兩手忍不住常往臉上搔抓，很明顯正處於急性發炎狀態。而只要皮膚一脫屑乾癢，她就出動了一系列保濕精華液、保濕面膜來急救，但仍然唇紅脫皮、四肢皮膚也明顯乾燥。M女士已經用了許多抗老的保養品，也到美容坊定期做臉護膚，但找不到哪個廠牌最適合，導致一再更換保養品，皮膚開始越來越薄、出現過敏症狀，但又不想一直使用消炎藥來控制。

為皮膚問題感到煩惱的她經由朋友介紹，想試著用中藥調理體質，徹底解決困擾。所謂「有形內必形於諸外」，我初期先用滋陰涼血的治標藥物緩解皮膚症狀，更大的重點是針對更年期肝鬱、腎陰虛進行調理，搭配一週三次針灸安定睡眠，加強穴位刺激，去激發她體內的腎陰氣血，這可是人體最天然的美容精華液。經過一段時間之後，除了皮膚症狀緩解，連帶睡眠不穩、情緒躁動的困擾也一併獲得改善。接下來，她喜孜孜地說要持續用「針灸敷臉」，因為她感受到針灸除了讓膚色趨於均勻，也有拉提緊緻的效果。

婦女到了更年期時，女性荷爾蒙逐漸減少，對皮膚油脂腺的分泌及毛髮造成很大的影響。女性皮膚皮脂腺分布比男性少很多，皮膚缺水又沒有油脂滋潤，便會出現明顯乾澀、乾癢。膠原蛋白的流失，也會造成面容輪廓的老化，使得這時期的女性變得很不愛照鏡子，自信心大減。

比較敏感的肌膚，由於角質層薄又缺乏皮脂保護，對於外界的陽光、藥物、化妝品、氣溫（冷熱變化）等都比較敏感，尤其當季節變化時冷熱溫差過大，導致末梢血管時緊時鬆，角質受損，毛細血管缺氧循環不暢，使得皮膚長期失去營養容易過敏脫水，甚至血管收縮擴張協調不良，造成皮膚潮紅、腫脹。尤其更年期腎陰虛的體質，使得這皮膚狀況在乾燥的冷氣房或熬夜忙碌時會更加嚴重，且夾帶口乾舌燥、情緒躁鬱、大便秘結等虛火上炎的現象。

中醫對策

藥物調理

更年期的皮膚泛紅搔癢多屬「陰虛血虛生風」，尤其在秋冬季節，或做完雷射醫美這些「燥熱之邪」易傷害體表皮毛。陰血有濡養滋潤全身組織的作用，如果血液陰液虧虛不能濡養全身，則會引起皮膚泛紅、乾燥，甚至癢疹。臨床在治標上常用到養血、滋陰、祛風止癢的方向，例如當歸飲子、沙參麥門冬湯。在停經期的族群要特別重視安神、健脾、充盈腎陰，更深一層的調理以鞏固療效。

酌加酸棗仁湯斂陰養神，治療虛煩不得眠或者柏地黃丸滋陰降火。平時飲食建議避免燒烤、炸、辣傷陰血之物；多食用涼潤之品，例如水梨、蓮藕、蜂蜜、燕窩、白木耳等。

經絡刺激，氣血暢通

皮膚的健康與美容全靠經絡疏通、氣血滋潤。氣血發揮正常功能有兩個條件：一是充盈、二是暢通，氣血充盈仰賴脾胃吸收的功能，而通過刺激經絡及穴道可以暢通氣血運輸到皮膚，並且使荷爾蒙調節順暢，讓美由內而外透發。尤其在臉部局部針灸對毛細血管擴張、充血及皮膚過敏有很好的疏導及紓緩作用，局部經脈及絡脈「通了」，可消炎及強韌皮膚組織。

◎針灸

許多人愛美但非常害怕具侵入性的針灸，尤其滿臉是針，煞是嚇人！但目前針具都做得很細緻、尖端又做無痛處理，是愛美又害怕疼痛一族的好選擇。

日常指壓按摩面部穴位

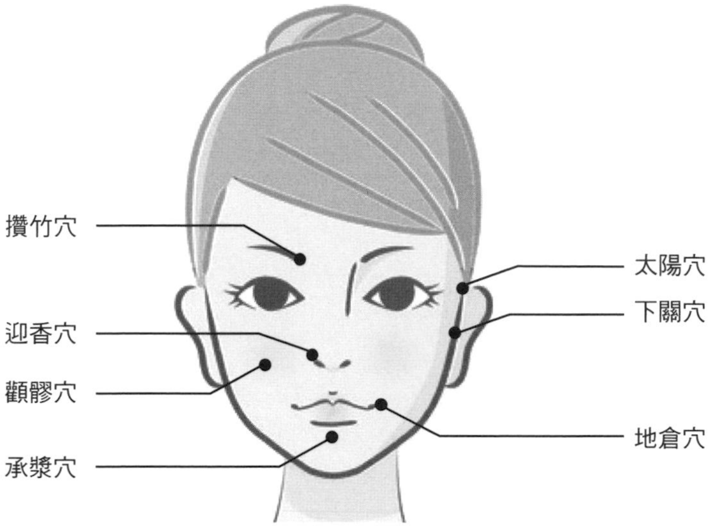

傳統針具與美容針具超級比一比

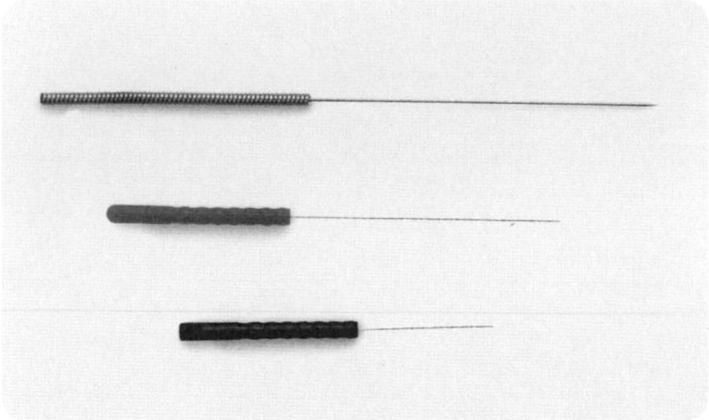

針具（0.1mm）比蚊子口器（0.08mm）微粗，
比毛髮（0.15mm）更細。

許多女性嘗試過後只覺得面部微熱痠麻，我把它比喻是用針灸敷臉，是自然無傷害的美容方式，且無須恢復期。面部經絡與身體經絡相通，刺激臉上穴道同時也能調整臟腑氣血，是一舉數得的好方法。

◎水潤周天功法

每個人身上都有一口井，要讓生命之水充滿活力，就需要經常刺激湧泉穴與肩井穴，這也是解決更年期陰虛潮熱、皮膚乾燥的養生功法。

足底的湧泉穴好比是井底，井口就是肩部的肩井穴（如圖）。湧泉穴生出的津液生命之水必須從人體最底部傳輸至人體最上部肩井，人體內的氣血津液才能暢通無阻，全身的皮膚也才可以得到滋潤。

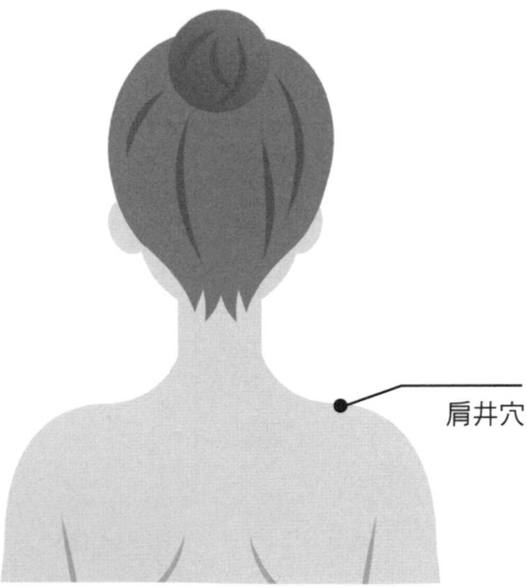

49

「美肌」三大營養素

富含Omega-3的好油

Omega-3屬於不飽和脂肪酸，適度攝取有助於提升肌膚彈性，使表皮不乾燥；且富含天然抗發炎因子，減少肌膚敏感、刺激，也是體內製造雌激素的材料，有助於改善更年期症候群。

常見的食物攝取來源有鮭魚、秋刀魚、石斑魚、亞麻仁油核果類。

脂溶性維生素

當皮膚老化時，細胞與細胞間的接縫會逐漸變得不緊密，使肌膚的水分快速流失。除了外在保養加強油脂鎖水之外，適度補充脂溶性維生素，則有助於皮膚表面形成保護層，連接細胞與細胞間的接縫、增強肌膚表層抵抗力。

常見的維生素A攝取來源有黃綠色蔬菜及水果、內臟、肝臟、蛋黃、奶油、牛奶及魚肝油中。

維生素A可以調節表皮及角質層的新陳代謝、保護表皮、黏膜，而且維生素A可以抗老化、去皺紋、淡化斑點。

常見的維生素E攝取來源有堅果、小麥胚芽油、綠葉蔬菜、蛋黃、堅果類。可減少維生素A及多元不飽和脂肪酸的氧化、促進傷口的癒合。

優質蛋白質

優質蛋白質，有助於人體肌肉與結締組織強韌健康，也是人體合成膠原蛋白的必備原料。

常見的優質蛋白質攝取來源有雞肉、瘦豬肉、魚肉、黃豆、蛋、奶。

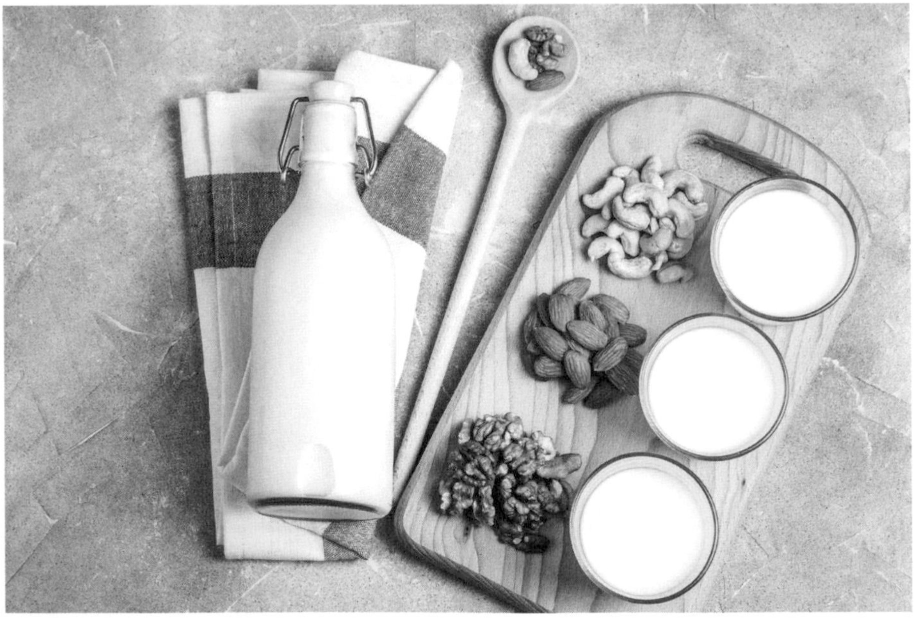

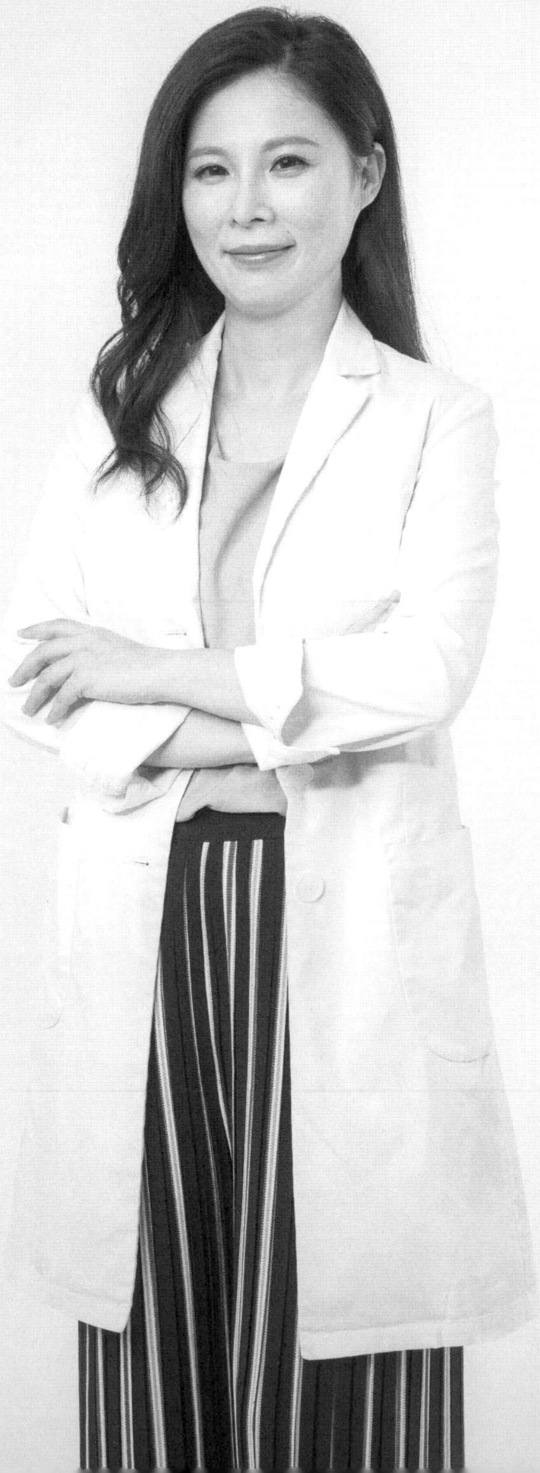

「時辰醫學」幫助熟女抗衰老

黃帝內經說「人體經脈流行不止，與天同度，與地同紀」，無論時代如何進步，順著自然的原理來生活就是最好的方式。人體本身就是一個小宇宙，氣血運行、經絡之氣都會受到大自然的影響，而每日的十二時辰，更對應人體十二經脈，有一定的自然節律。

許多熟女會用一些昂貴的方式來抗衰老，外在有醫學美容，內服動輒上千的保健食品，但我想和大家分享一個觀念，所謂的抗衰老，並不是我們馬上做了什麼就可以抵抗地心引力，而是從日常生活一點一滴地累積，而且其實不必花大錢，只要順應時辰去做什麼樣的事，天人相應，如此養成良好的生活習慣，相信持續三個月，妳一定可以看到不同的自己！

亥時：二十一至二十三時

在晚上的九點至十一點這段時間，是十二經絡中的三焦經當令。三焦是六腑中最大的腑，它的功能在於身體氣水的調節，具有主持諸氣、疏通水道的作用，白話一點說就是調節身體的元氣以及水分代謝，就像是水庫灌溉到農田的溝渠。因此我們身體的元氣要到達五臟六腑必須仰賴三焦，它類似一個網狀結構，負責輸送元氣至五臟六腑，而我們喝進去的水分，除了腎、脾會調節，三焦也參與了水分的調節，猶如水庫順利將水灌溉至農田。

可以想像如果三焦不通暢，氣、水阻塞或是過多氾濫，就會造成水災，對應於身體便出現水濕代謝痰飲的累積，影響身體的代謝。

在十二生肖中對應於豬，也就是要效法豬吃飽睡、睡飽吃的特性。這段時間是用來偷懶休息的，而不是辛勤工作，或是為工作和生活瑣事煩心，一直停不下來。此時唯有好好休息，才能接著讓子時陽氣升發。

子時：二十三至一時

子時對應到膽經，膽經就中醫來講就是清靜之腑，它不喜歡被擾動，唯有保持清靜的時候才有利於膽的保養。「十一臟取決於膽」，即五臟六腑有個統領，那就是膽；五臟六腑要好好作用，依賴膽功能支持，大家明白在子時上床睡覺有多麼重要吧！這段時間是養膽的時間，如果不上床睡覺，還在做別的事情，膽無法養好，五臟六腑也很難維持良好。另外，有句話說「膽主決斷」，如果膽沒有養好，腦袋、思慮也不會太清楚，大家不妨想想，當長期熬夜或是晚睡時，是不是腦袋比較不清楚呢？

好好睡一覺，不但要睡夠，更要睡對時間，就是子時一定要上床睡覺。這對現代人來說可能有點難，但在努力的同時，不妨在睡前做點功課，比方亥時做個足浴，引血下行、安定心神。另外，切忌吃得太飽，「胃不和則臥不安」，臨睡前避免進食，否則會把所有的氣血集中在胃裡，腦袋便會缺血，除了睡不好之外，也容易發胖。

丑時：一至三時

丑時到就是半夜了，此時肝是最重要的。丑時肝經值班，肝能解毒、造血，且肝主生發，亦主藏血。「女子先天以血為本」，許多疾病和亞健康狀態都與肝血有關。在門診中看到一些女性患者月經不調，身體顯得乾枯，都是肝血不足，有時她們會特別焦躁、容易生氣，除了與個性有關，多少也與內臟相關，很多人都是長期沒有好好睡覺，所以沒養到肝血。

如果在子時上床睡覺，此時便是熟睡期，進入慢波睡眠，是大腦皮層休息的時刻，放鬆精神可以讓肝氣調和，肝血自然充盈，所以一定要讓自己徹底放鬆，好好熟睡。

寅時：三至五時

寅時肺經當令，也是一天中溫度最低的時刻，必須注意睡眠時保暖。不知道大家有沒有發現，很多氣喘死亡的病例都發生在凌晨三點到五點肺經當令的時候，如果本身有慢性呼吸道過敏，此時很容易發病，因此一定要特別注意。

肺主皮毛，肺也與大腸相表裡，所以必須要好好養肺，皮膚才會比較有光澤，排泄也會比較好，這也是為什麼很多醫師常常叮囑病人要好好睡覺，也是「睡美容覺」的由來。

至於要怎麼睡比較好呢？古人認為春夏頭部宜向東，床頭要朝向東方。有一句話說「春夏養陽，秋冬養陰」，東屬陽主生發，可養人陽氣。秋冬則是床頭要朝向西方，因西主陰、主降，以應潛藏之氣，也就是可養陰氣，把人體的精華陰氣潛藏起來。隨著四季變化轉移一下床的位置，順便把房間重新布置一番，讓自己賞心悅目，也是一種療癒的方法。

卯時：五至七時

卯時一到就是天快亮了，如果可以的話，最好在這個時間起床。起床之後，我建議可以喝一些溫水，幫助大腸蠕動，因為身體經過一整個晚上休眠，處於缺水狀態，而且五臟六腑在睡眠中沒有動工，會累積毒素，喝適量水可以增加腸胃蠕動，也可以幫助身體排便順暢，不然血液會過度濃稠，尤其對有心血管疾病的女性來說，更需要藉由喝水稀釋血液濃度。另外，如果喝足夠水，能幫助排除血液的毒素，對皮膚也會比較好，不易面色蠟黃、肌膚粗糙。

早上起床同時也是排便的好時機，除了喝夠水，也可以在肚臍周圍按摩，從右下到左上，呈現ㄇ字型的手法，或是順時針繞著肚臍周圍按摩，都能幫助排便更加順利。

一天「三個三分鐘」，健康啟動！

● 閉目養神三分鐘

晨起時，不要馬上起身，先閉目養神三分鐘，讓頭腦逐漸清醒。尤其上了年紀的女性，或是有心血管疾病、高血壓的患者，經過一夜未喝水，血液濃稠，造成頭腦昏沉，立刻下床可能有跌倒的危險性。

● 搓臉扣齒三分鐘

臉部是六條陽性經絡走過的地方，早上起來按摩一下、搓一搓、轉轉眼睛，都有助於陽氣升發。另外，還可以扣齒五十下來刺激大腦，使耳聰目明，也讓唾液分泌得多一點，徐徐嚥下，讓意念流過丹田形成一個小周天。

● 提肛梳頭三分鐘

起床之後，提肛梳頭三分鐘，可以坐在床緣，吸吸氣，練一點凱格爾運動，除了可以固腎氣，也能增強肛門括約肌、骨盆底肌，讓陰道緊實，尤其對有漏尿問題的女性有幫助。梳頭不必一定使用髮梳，可以十指代替梳子，以每個方向去敲敲大腦，幫助醒腦、血液循環暢通，也有烏黑秀髮作用，幫助降腦壓、防止頭痛。

辰時：七至九時

此時是吃早餐的時間，我建議大家不管有多忙碌，早餐一定要在這個時間完成。早餐吃對時間到底有多重要呢？此時走的是胃經，胃經會通過胸部和蘋果肌，所以胃經虛弱的人，胸部跟蘋果肌都容易鬆垮，所以想要擁有美麗外貌，早餐是絕對不能忽略的。

很多人認為早餐不用吃，午餐再補就好，這是錯誤的觀念。早餐一定要吃，因為它可以維持血糖恆定，才不會讓已經一夜未進食的身體，血糖一下子飆高，不斷刺激胰島素，致使胰島素敏感度降低，形成慢性疾病。除此之外，胃氣養好也可以防過敏，現代人常見的過敏問題與胃氣可說息息相關。

古代人的智慧告訴我們，早餐最好的選擇就是粥，粥能夠養胃氣，且容易消化吸收，有益腸胃。有醫家認為世間第一補物就是用米粥養胃氣，在熬粥時可加入些許薑片，所謂的「晨起三片薑，賽過人參湯」，有溫胃作用。

許多古代養生醫書都提到，文學名家蘇東坡訪遍民間收集到的駐顏不老方法，是以生薑為主：

「一斤生薑半斤棗，二兩白鹽三兩草，
丁香沉香各半兩，四兩茴香一處搗，
煎也好、泡也好，修合此藥勝如寶，
每日清晨飲一杯，一生容顏都不老。」

換算成現代人習慣使用的比例，則為生薑三十克、紅棗十五克、鹽四克、甘草六克、丁香一克、沉香一克、小茴香十二克，以一千五百ＣＣ沸水煮過，當成茶飲，也可以用這個配方煮粥。

巳時：九至十一時

巳時主脾，脾主消化、吸收營養，以大部分上班族來說，這個時間最需要用到大腦，也是工作最有活力的時候。

另外，脾開竅於口，其華在唇，我們常見到很多女性嘴唇很乾，不斷地塗抹護唇膏，多半就是脾不好。如果嘴唇要保持紅潤，很簡單的方式就是早餐一定要吃，把脾經養好，讓脾胃容易吸收營養，氣血送達。

還有一點要注意，「憂思傷脾」，在大腦最有活力的時刻動腦工作很好，但切忌煩憂、鬱悶，所以也要注意工作時保持良好情緒，如此才能使自律神經協調，腸胃蠕動正常、頭腦清明。

在節奏快速的工作步調中，忙裡偷閒，喘一口氣再出發，不要一直保持箭在弦上的緊繃感，也可以吃一點核桃等堅果食物，幫助健腦，或者敲打內側脾經。若是分不清楚脾經在哪裡，最簡單的方式就是敲打大腿及小腿內側，能刺激到脾經。

午時：十一至十三時

午時是一天之中陽氣最旺的時候，也就是心經當令，養生之道即是吃營養一點的食物，蛋白質和膳食纖維都必須充分攝取，不要吃得過於油膩。

吃飯過後可以輕輕地按摩腹部刺激腸胃，以肚臍為中心，順時針、逆時針方向各二十圈，也可以散步二十分鐘，幫助消化。

吃飽飯後往往令人昏昏欲睡，古人有午睡習慣是為了躲避烈日日曬，現代則有養心的功能，但記得小憩半小時就好，不要睡太久。研究指出，有午睡習慣者，冠心病發病率較少。

未時：十三至十五時

此時心經走完走到小腸經，建議大家多喝點水，稀釋血液濃度。

不過在這個階段，很多人已經工作半天了，常常發生這裡痛、那裡痛，還有肩頸痠痛、胸悶、口瘡等等問題，這多半是小腸經阻塞所致。建議在午休過後，可以敲敲小腸經，位置在小指尾端、上肢外側後緣、肩鎖關節後下方經側頸、眼外角到耳朵。

另外，還有一種疾病也要多加注意，就是好發於未時的叢聚性頭痛，在發作時讓人痛不欲生，俗稱「自殺性頭痛」。西醫無從改善，中醫改善的方式則是按摩小腸經的原穴「腕骨穴」，壓下去會有痠痛感，能減緩頭痛。

還有一種小指養生法，小指是手少陰心經與手太陽小腸經回圈的地方，刺激此處可以增強心臟和小腸的功能。據說此法在日本很盛行，許多老人都會這麼做，甚至會用小指頭提水壺或者是提小水桶。在辦公室想到就按按小指穴道，也是很簡單的養生法。

申時：十五至十七時

下午茶時間，建議與其揪團買飲料不如多喝點水，因為申時為膀胱經當令，膀胱主要負責貯藏及排泄尿液。膀胱氣化功能失調會引致一些小便異常和排尿困難等問題，如果喝市售含糖飲料，對身體負擔大，不如多喝水，讓身體排毒一下。

膀胱經同時是人體最長的經脈，起於眼內角，橫過前額，直達頭頂，並有支脈聯繫腦部，接著平行於脊椎，一直向下走達到臀部，大小腿後部直達足尾趾。從這些位置可以知道，膀胱經有問題的人容易頭部脹痛、腰痠背痛、疲倦昏沉等。

膀胱經是一條可以通到腦部的經脈，古語說「朝而授業，夕而習複」，就是早晨學完東西，到下午三時至五時，應該好好地強化記憶。在申時，氣血容易上輸於腦部，所以除了早晨外這是第二個黃金時間。這時小腸經已經把午飯攝取的營養都輸送到大腦了，所以無論是開會或是學習新事物，效率都很高。

酉時：十七至十九時

酉時是腎經當令，也是下班時間，腎虛的人在此時會感覺非常勞累，好像全身電池都用盡了！因為腎經會經過足跟，有足跟痛現象。

腎臟是泌尿系統中最主要的器官，「腎主水」，透過調節身體水分的分布及排泄，多喝點水，除了幫助排毒，也會產生飽足感，讓晚餐吃少一點。為減少腎負擔，晚餐建議吃少一點，吃清淡一些。

古書說：「飯後百步，不進藥鋪」，晚餐過後休息半小時再出門散散步，利用腎經氣血最旺的時候散步，有利於消化。

此外，古人說「逍遙步」，它有讓身心放鬆、情緒穩定、呼吸均勻細長、步伐柔和的效果。另外，心靜如水最重要，如果這個時候還在掛念白天工作上的煩惱，是很難逍遙自在的。

散步和運動也可以減輕工作壓力、調和氣血、強化血管彈性、降低三高，對更年期後心血管保護有益。運動之後，身體進入腎臟的血液也會逐漸增多，得以強化腎臟的功能。

戌時：十九至二十一時

此時是晚上身體走心包經的時候，心包經主血，這是為什麼晚上不要吃太多的原因，除了怕胖、不好睡以外，吃太多，心包經過於充盈，會讓身體感到胸中煩悶、噁心。

血氣流至心包經，稱為「手厥陰心包經」，在中醫來說，心包經主瀉、主血，因此若晚餐吃得太豐盛，易生亢熱而致胸中煩悶、噁心。

心包經有一重要的穴道，稱「膻中穴」（腹中線與兩乳頭連線之交點），有些人心情鬱悶，胸中有悶氣無法發洩，敲打此穴有安寧心神、除胸悶、降火氣、平胃甚至豐胸等作用。中醫說「膻中喜樂出焉」，也就是說，快樂都是從這邊發出來的。在古代，此時辰是下棋聊天的休閒時刻，不妨放鬆一下，欣賞音樂、影片或是靜坐，保持心靈舒暢，讓大腦皮質獲得休息。

余醫師私房養生食譜

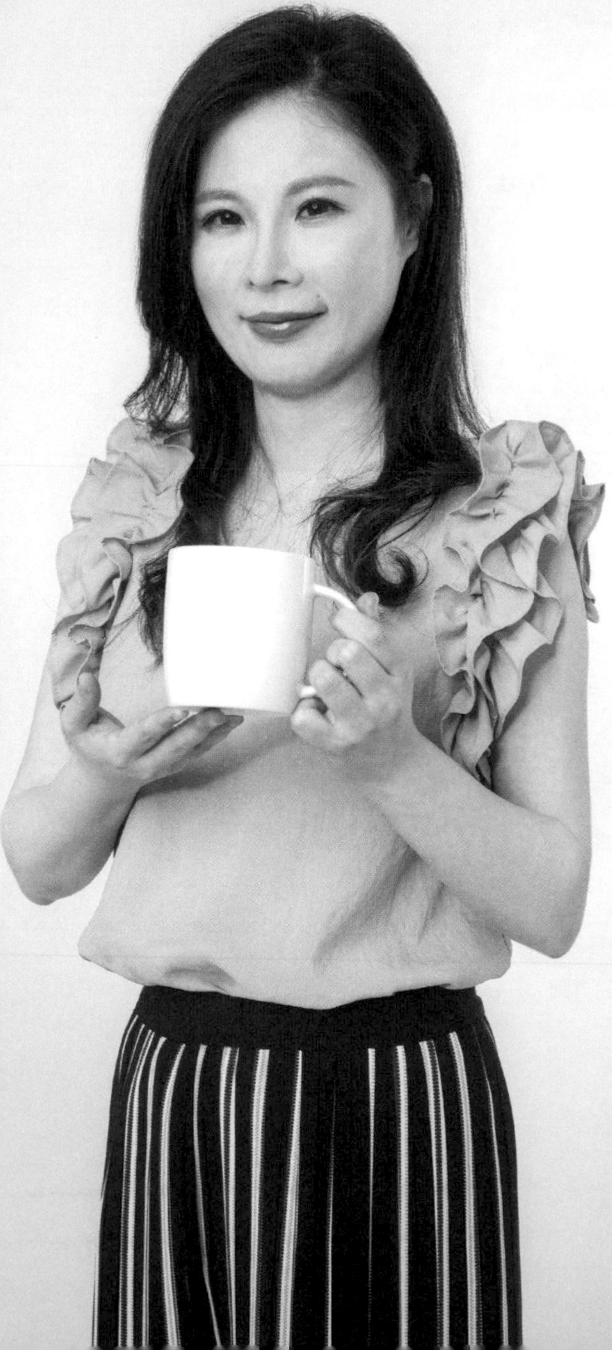

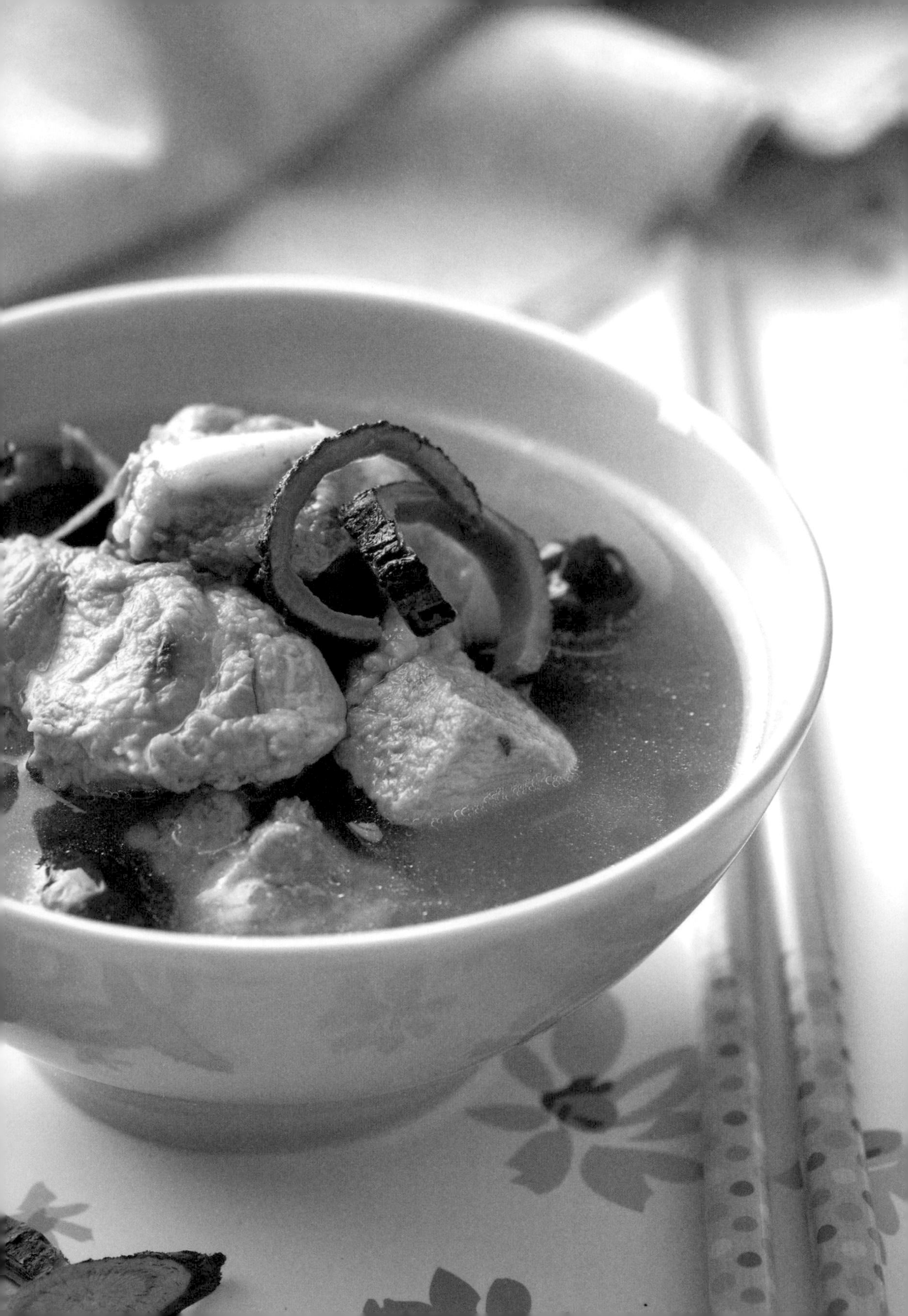

酸棗仁煲排骨

材料

酸棗仁2錢、浮小麥2錢、紅棗10顆、甘草2錢、合歡皮2錢、豬小排適量

做法

1. 中藥材洗淨後瀝乾，放入棉布包中備用。

2. 豬小排先汆燙，將食材、藥材放入2000cc鍋中，以大火煮滾隨即關小火煲90分鐘，撈去表面浮沫，放入適量調味料即完成。

功效

酸棗仁養血安神、合歡皮解鬱悶、浮小麥甘草補陰液助眠、紅棗保肝補血，此湯品經常食用可以穩定情緒、安神解憂。

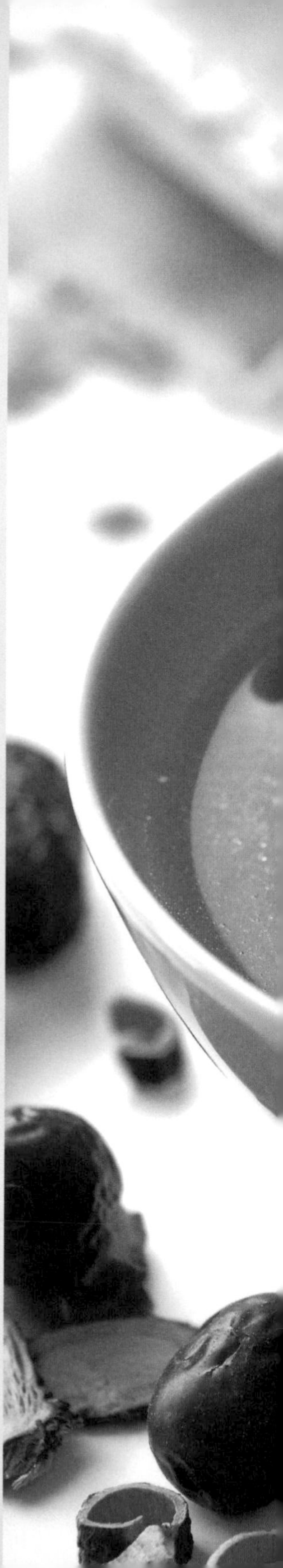

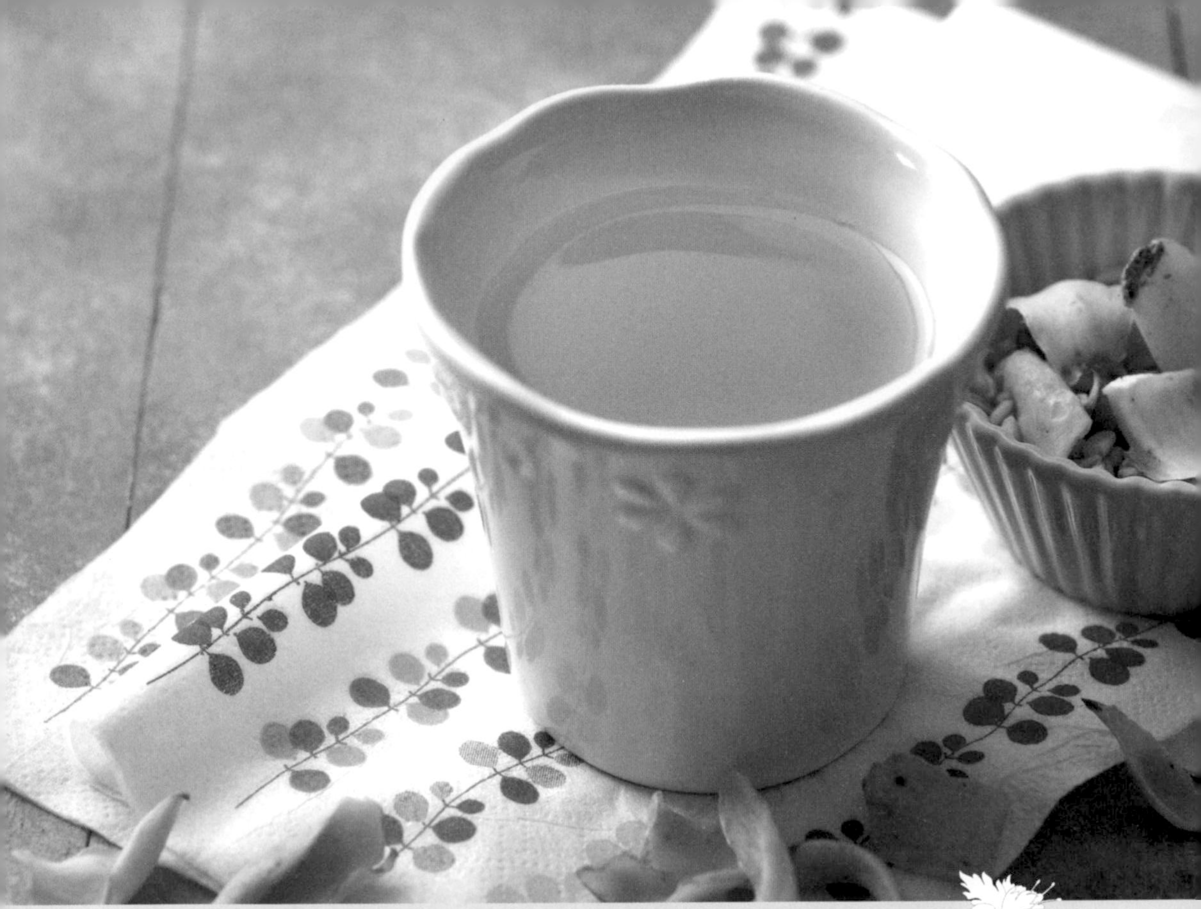

百合浮小麥安神茶

材料 百合2錢、浮小麥3錢、生甘草2片、紅棗5顆

做法 將上述材料洗淨，放入500cc燜燒罐，燜煮30分鐘即可飲用。

秘訣 百合、浮小麥心陰、性質平和，可安神、穩定情緒和睡眠。

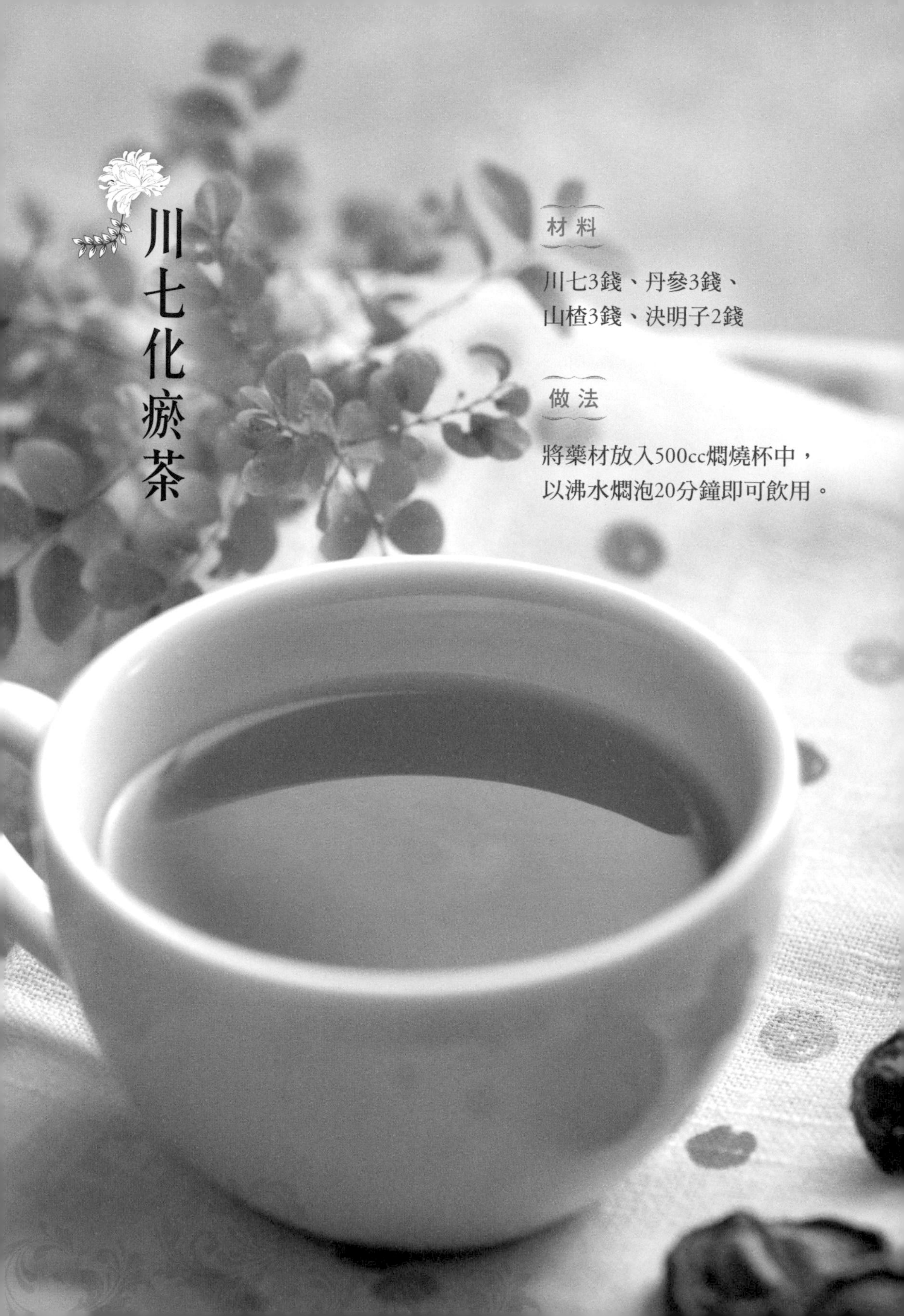

川七化瘀茶

材料

川七3錢、丹參3錢、
山楂3錢、決明子2錢

做法

將藥材放入500cc焖燒杯中，
以沸水焖泡20分鐘即可飲用。

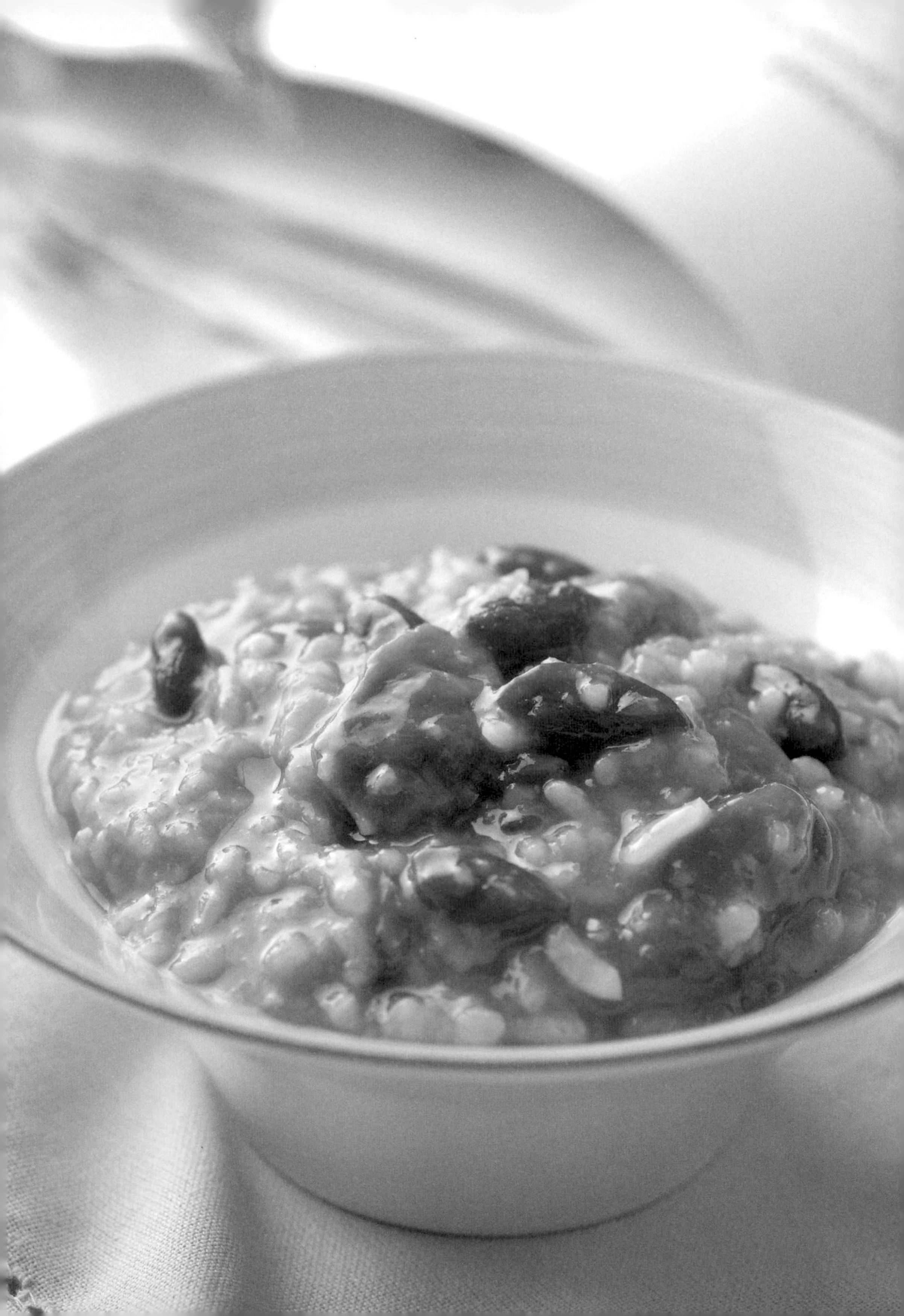

核桃桂圓粥

材料

核桃20g、桂圓肉10g、枸杞10g、米100g、黑糖少許

做法

將核桃、桂圓肉、米洗淨放入鍋內，加入800g的水，以大火煮沸，再轉小火煲粥20分鐘。最後放入枸杞、黑糖再滾煮3分鐘即可食用。

功效

粥品能夠健脾胃，加上核桃補腎健腦、桂圓補血、安定心神，可以預防夜間頻尿、精神不濟、腰膝痠軟等問題。

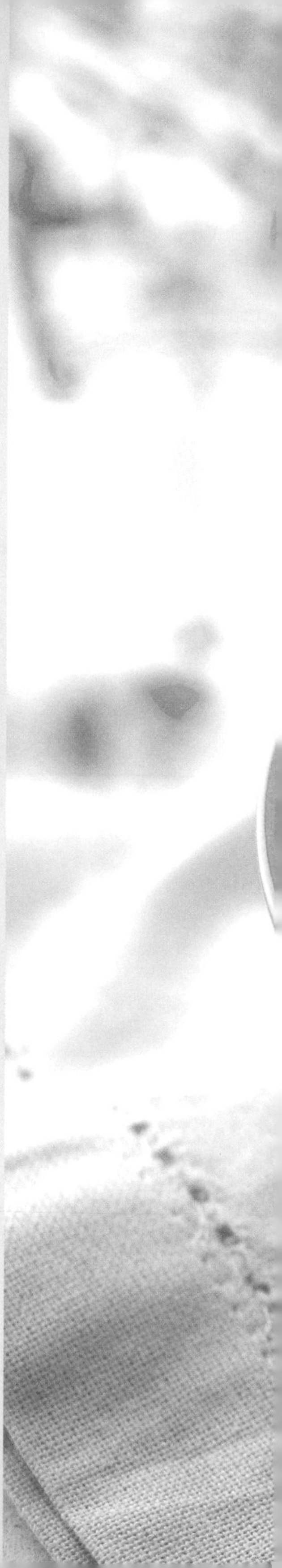

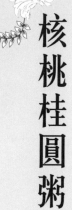

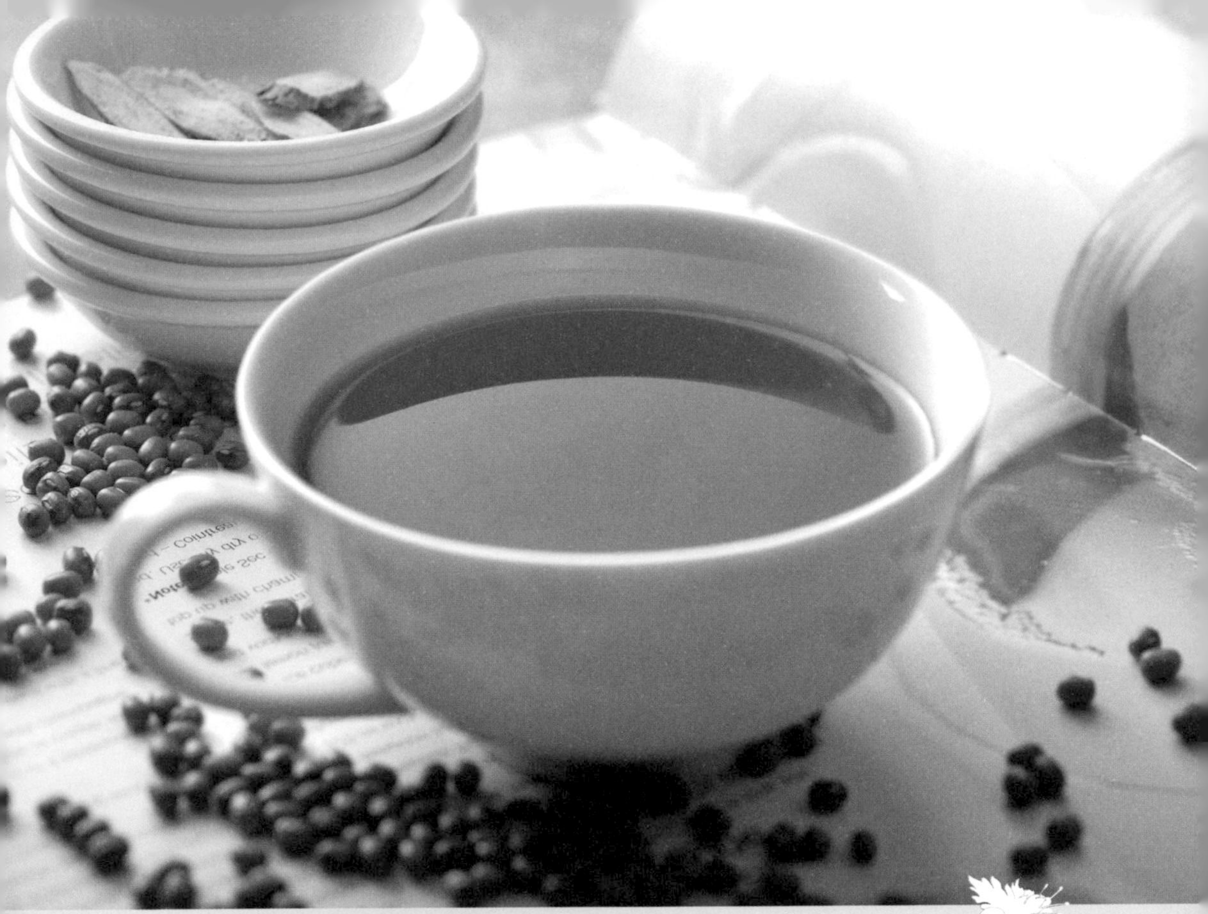

玉米鬚綠豆茶

材料　玉米鬚10g、綠豆50g、甘草3片

做法　將綠豆與甘草放入1000cc沸水滾煮10分鐘，關火再放入玉米鬚燜5分鐘即可飲用。

注意　綠豆不要煮至破皮稀爛，取其綠豆水即可。

功效　利尿、清熱解毒。

暖腎酒

材料 枸杞30g、菟絲子30g、鹿茸10g、巴戟天30g、淫羊藿20g、熟地黃30g、五味子10g、米酒或白酒1000cc

做法 將藥材搗碎，浸泡在酒中，密封三十天即可飲用，每日2至3次，每次10至20cc。

功效 溫腎填精、壯筋骨、促進性欲、抗衰老。

禁忌 月經期、懷孕期或感冒發燒、身體有發炎現象時暫停飲用。

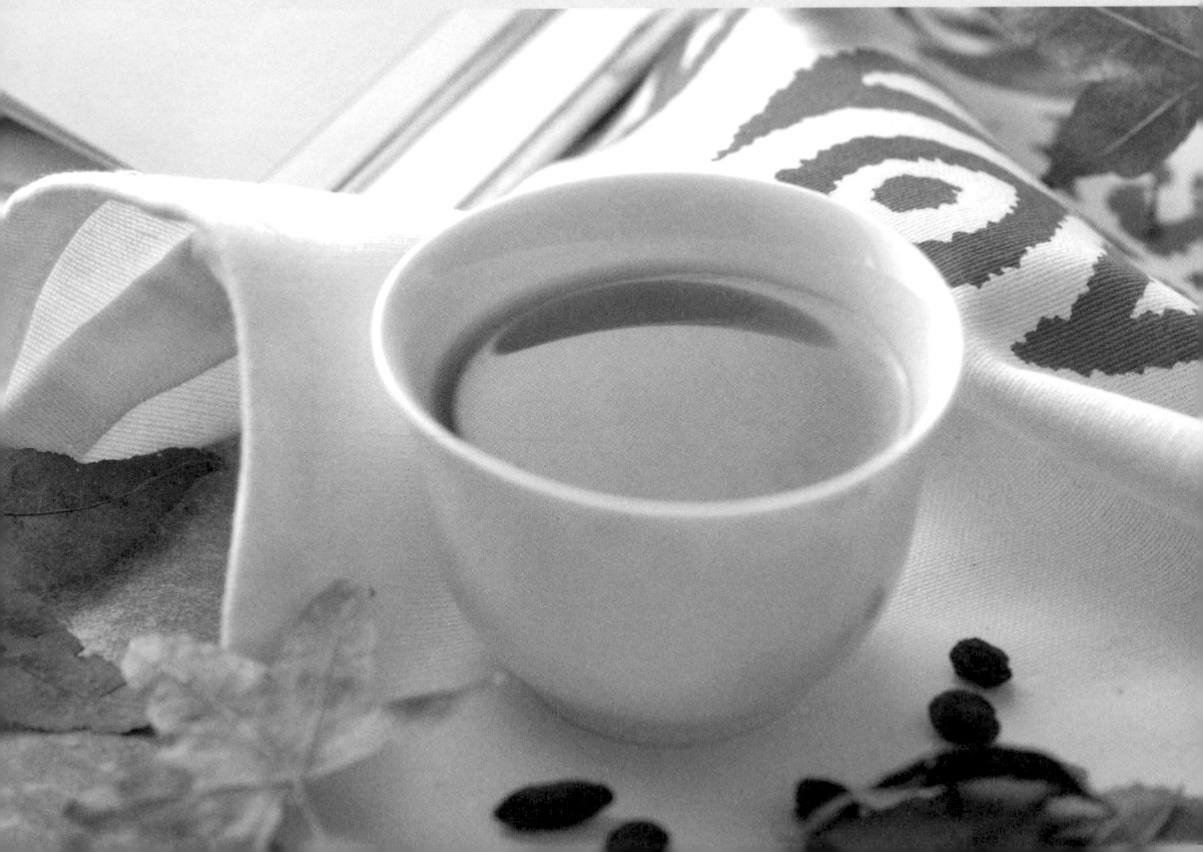

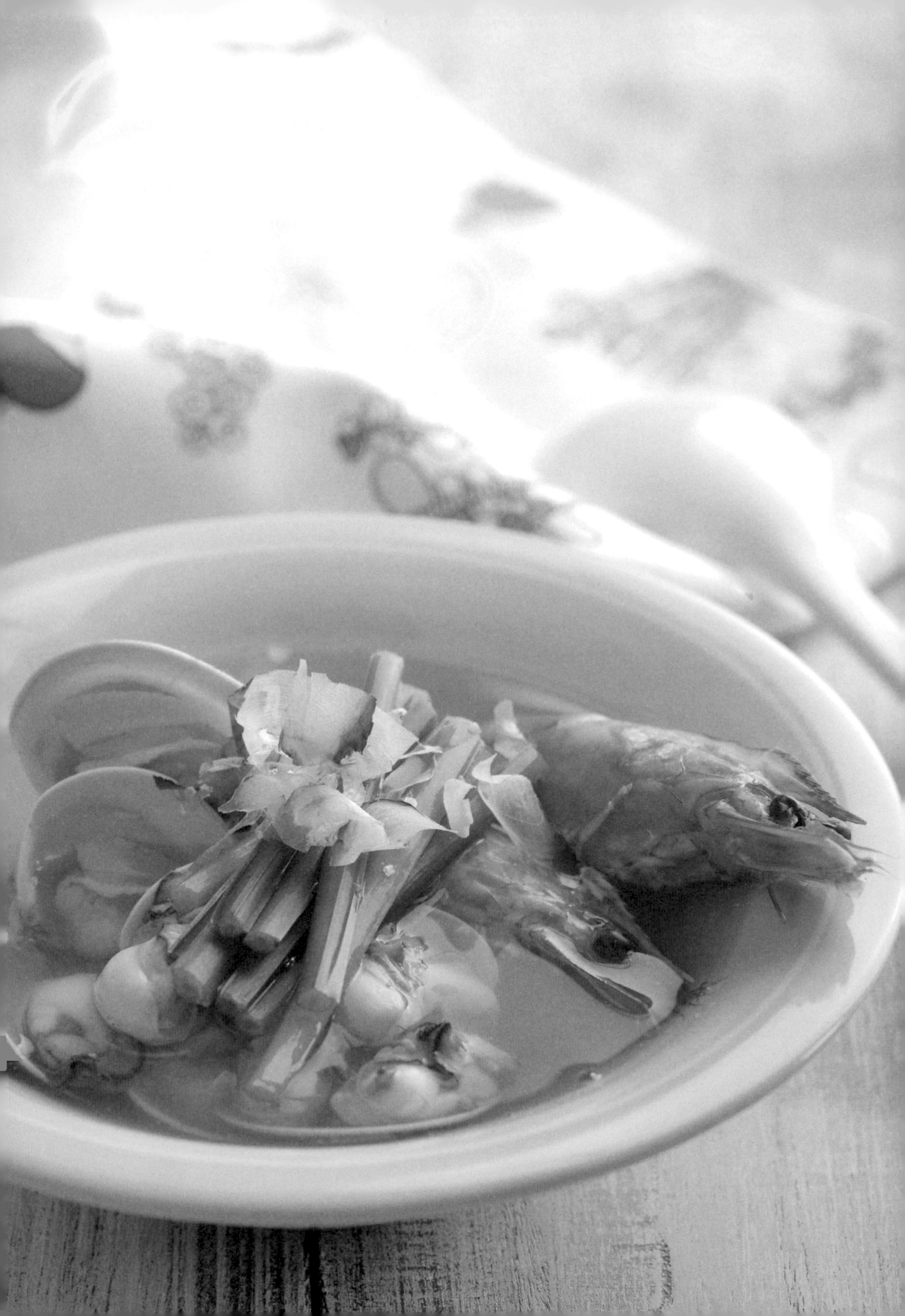

韭菜海鮮湯

材料

蝦、牡蠣、蛤蜊等適量、韭菜一把、薑5片、柴魚片、鹽適量

做法

鍋中放入適量的水，煮開後加入所有食材煮熟，以鹽調味。

功效

韭菜又名「起陽草」，對於腎虛、腰痠、小腹偏冷、性冷感有很好的效果。海鮮是大家都熟知的助陽食物，中醫也說到「精不足者，補之以味」，鼓勵大家多攝取優質的蛋白質，如蝦子、牡蠣、螃蟹、蛤蜊類食物。以營養學來說，海鮮富含鋅，對男女的性生活都有幫助。

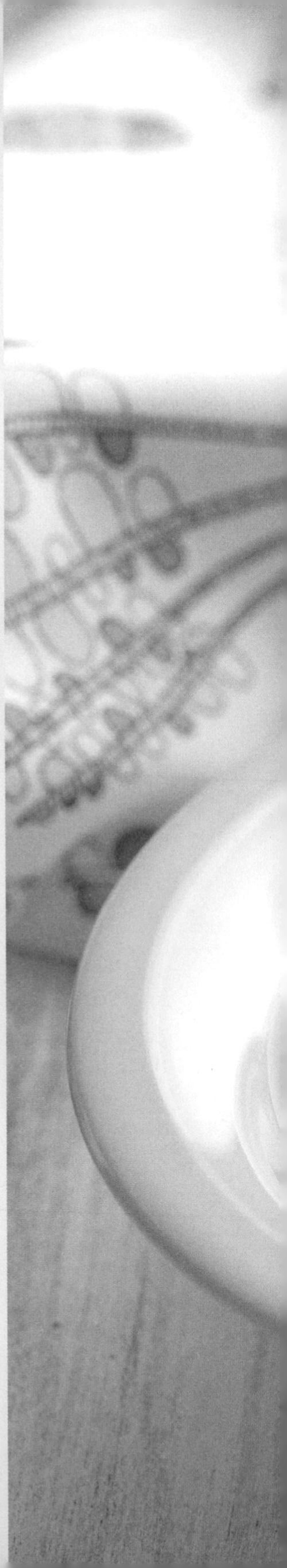

護心茶飲

材料 桂枝3錢、白芍3錢、丹參3錢、元胡索2錢、甘草3片

做法 以700cc的沸水冲泡，做為日常保健飲用。

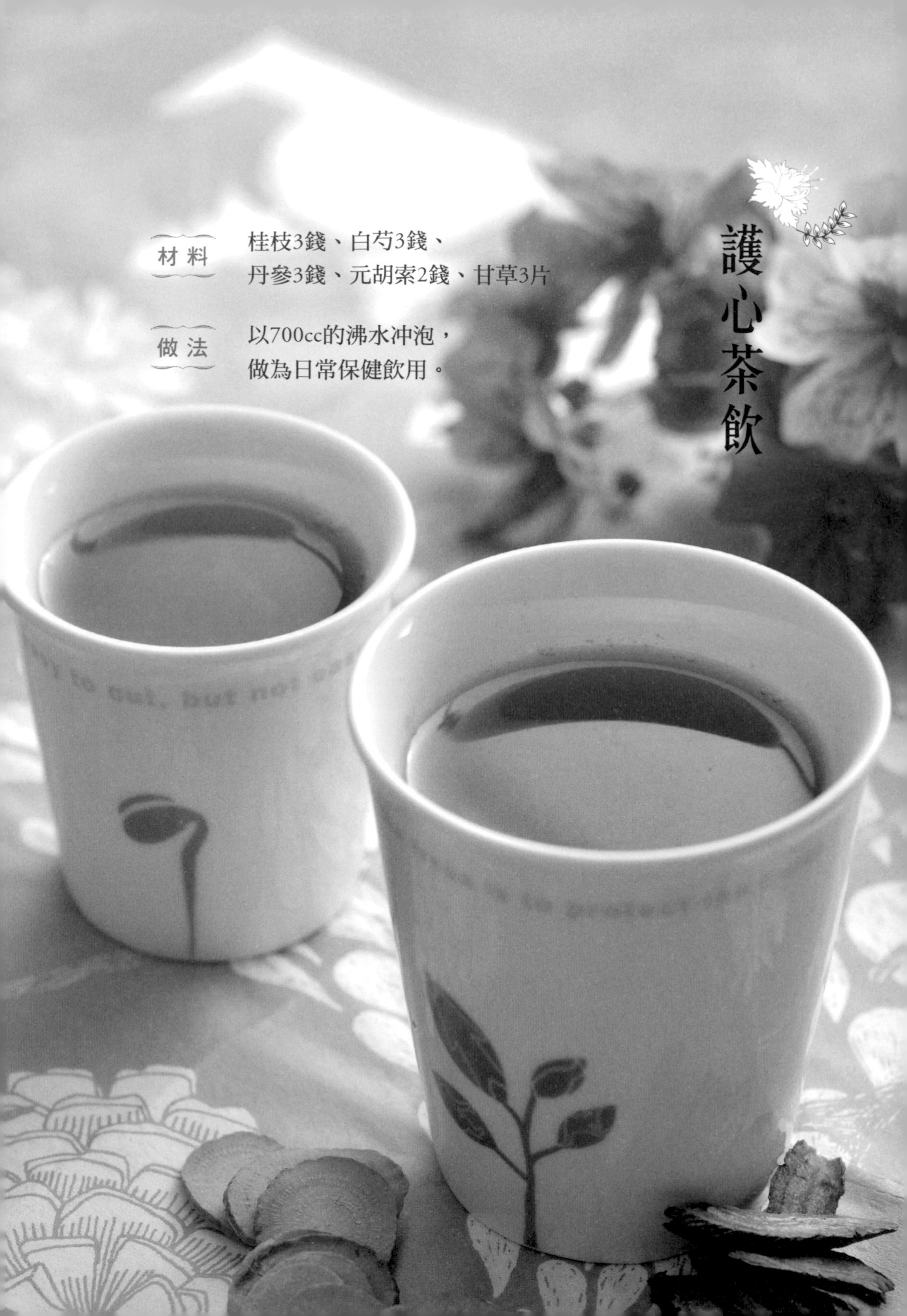

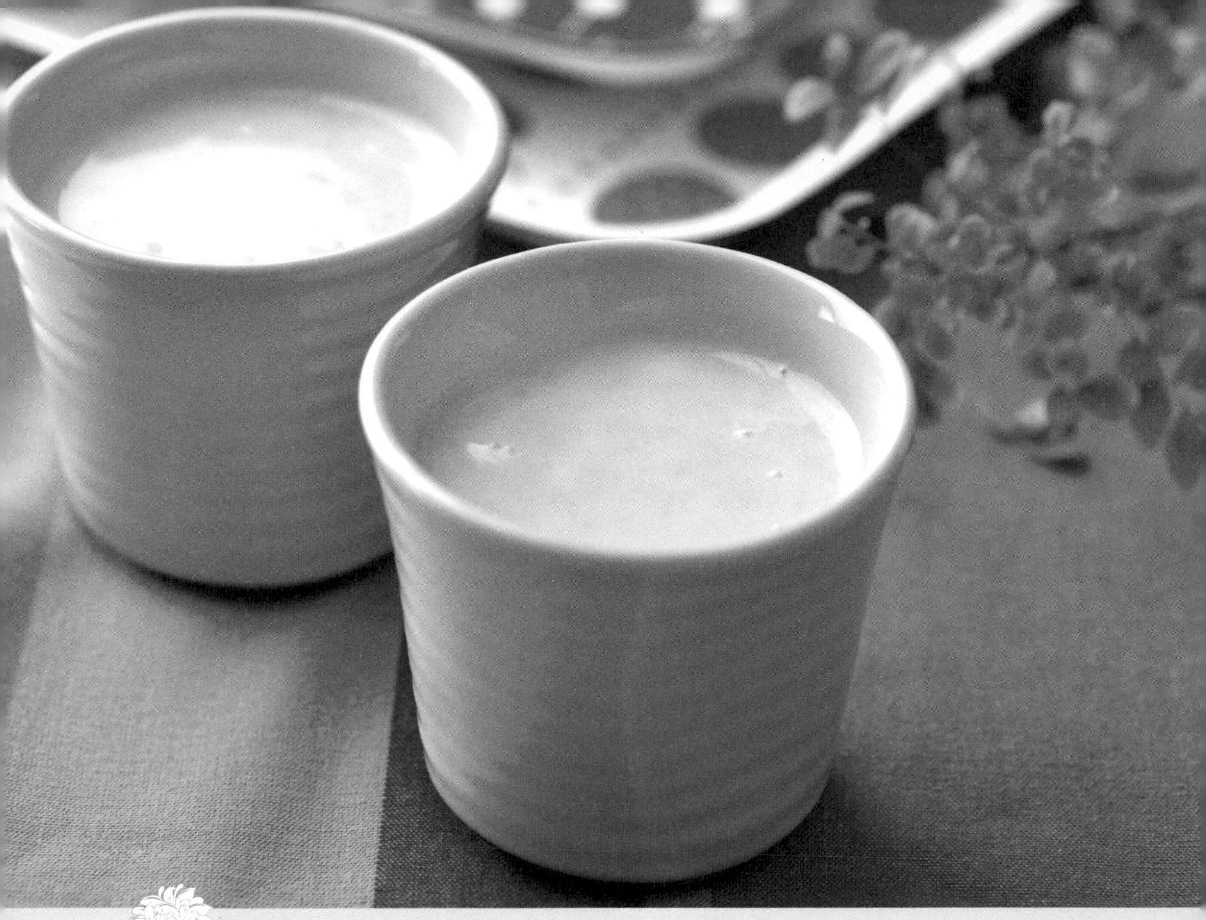

酒釀豆漿

材料

甜酒釀2大匙、豆漿200cc、桂花、冰糖少許

做法

將酒釀與豆漿倒入鍋中加熱，依個人喜好加入少許冰糖、桂花；冬天可添加少許薑泥。

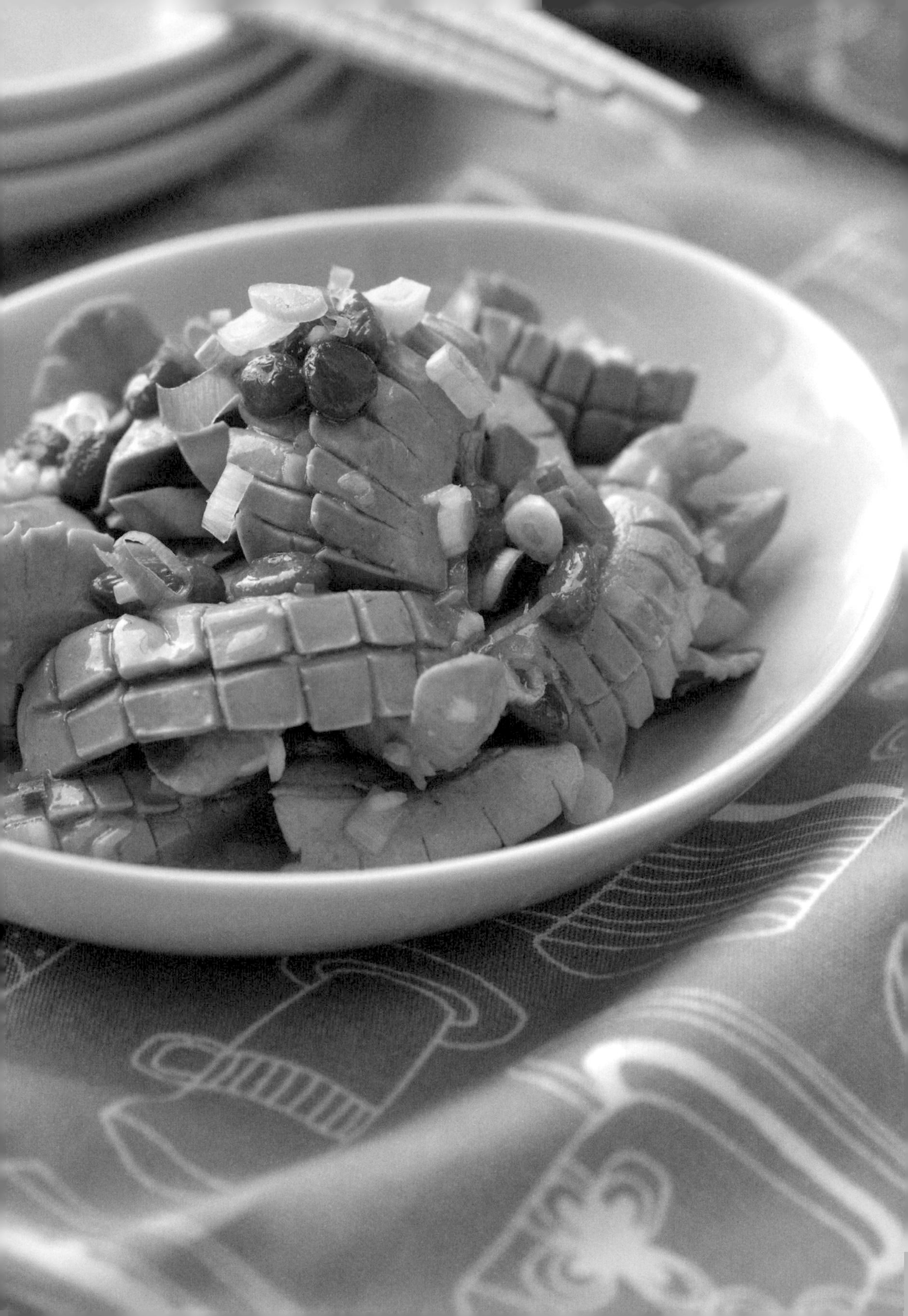

杜仲腰花

材料

杜仲5錢、枸杞3錢、豬腰一副、紹興酒20g、蔥1/2根、大蒜1g、薑片10g、醬油30g、太白粉或片栗粉20g、鹽適量、糖適量

做法

1.杜仲熬成濃藥汁約60cc，加入太白粉、紹興酒、醬油、鹽、糖攪拌成醬汁。

2.豬腰剖半，除筋膜後切斜片，再切出腰花。

3.炒鍋熱油後投入腰花，加蔥、薑、蒜快炒。

4.倒入芶芡汁及枸杞，翻炒均勻。

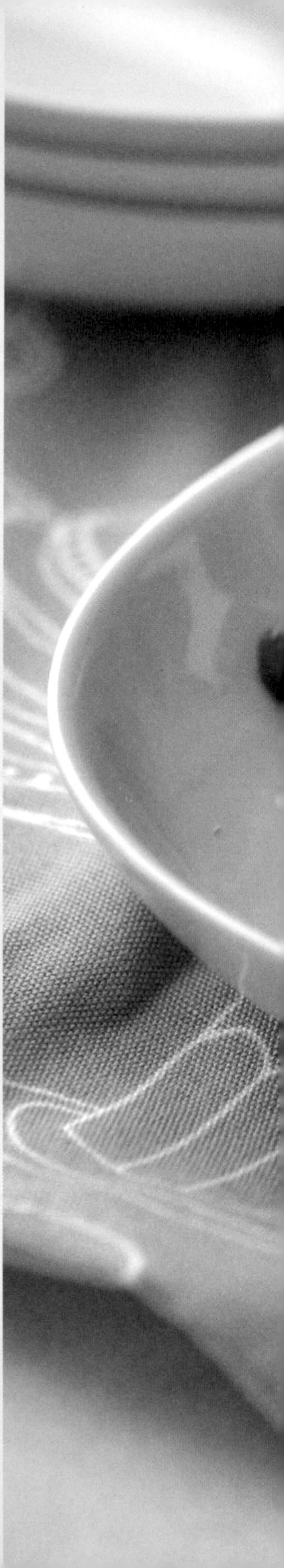

國家圖書館出版品預行編目資料

時療 / 余雅雯 著 .-- 初版 .--
臺北市：平安文化．2018.04 面；公分
（平安叢書；第 591 種）（真健康；58）

ISBN 978-986-96077-6-6（平裝）

1. 更年期 2. 婦女健康

417.1 107004271

平安叢書第 591 種
真健康 58
時療

作　　者—余雅雯
發 行 人—平雲
出版發行—平安文化有限公司
台北市敦化北路 120 巷 50 號
電話◎ 02-2716-8888
郵撥帳號◎ 18420815 號
皇冠出版社（香港）有限公司
香港上環文咸東街 50 號寶恒商業中心
23 樓 2301-3 室
電話◎ 2529-1778　傳真◎ 2527-0904
總 編 輯—龔橞甄
責任編輯—楊惟婷
美術設計—王瓊瑤
文字整理—蔡宓苓
食譜示範—蔡宓苓
著作完成日期— 2017 年 11 月
初版一刷日期— 2018 年 04 月

法律顧問—王惠光律師

讀者服務傳真專線◎ 02-27150507
電腦編號◎ 524058
ISBN ◎ 978-986-96077-6-6
Printed in Taiwan
本書定價◎新台幣 320 元 / 港幣 107 元